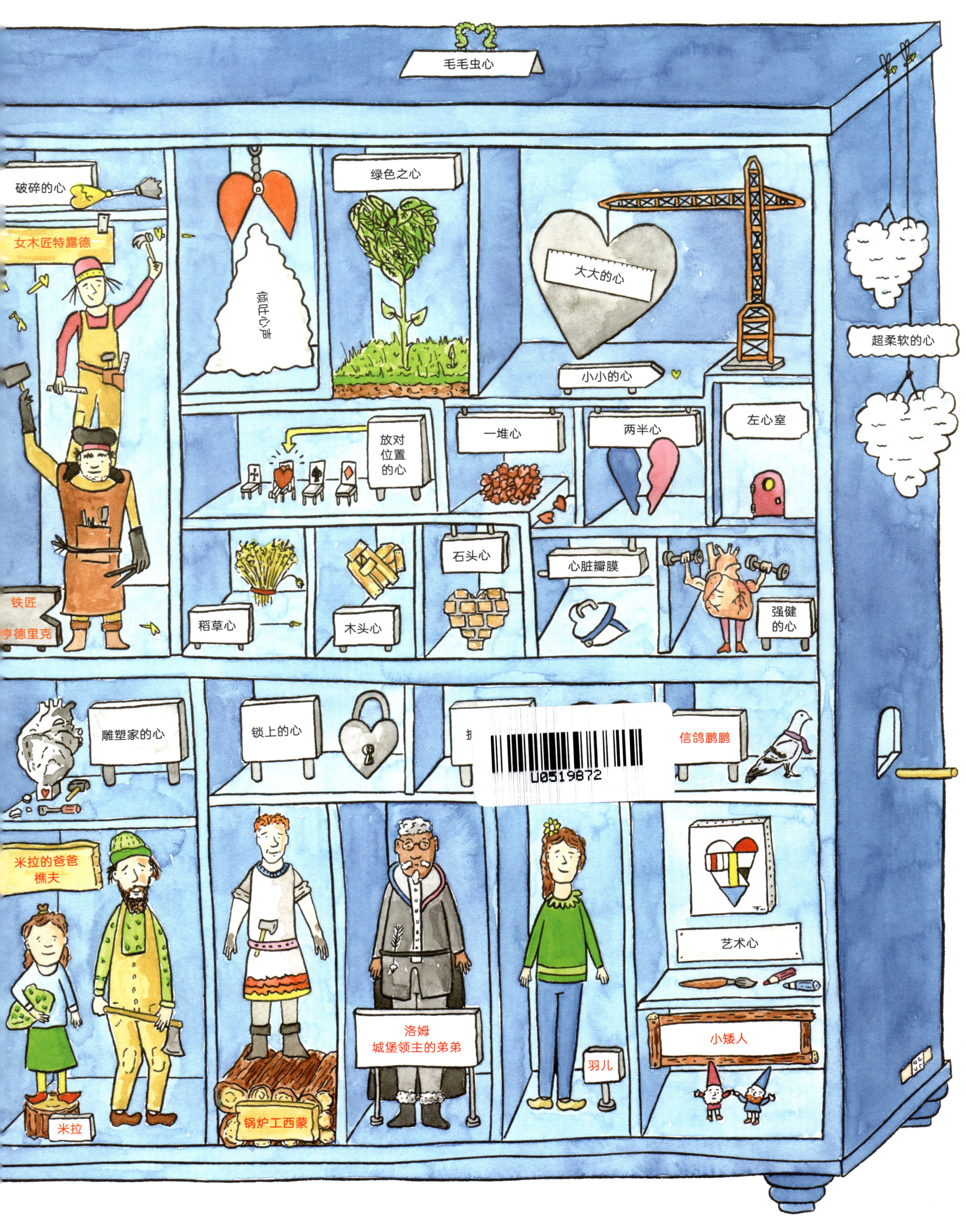

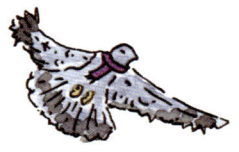

欢迎阅读同系列的《便便工厂》和《大脑旅馆》收获更多知识。

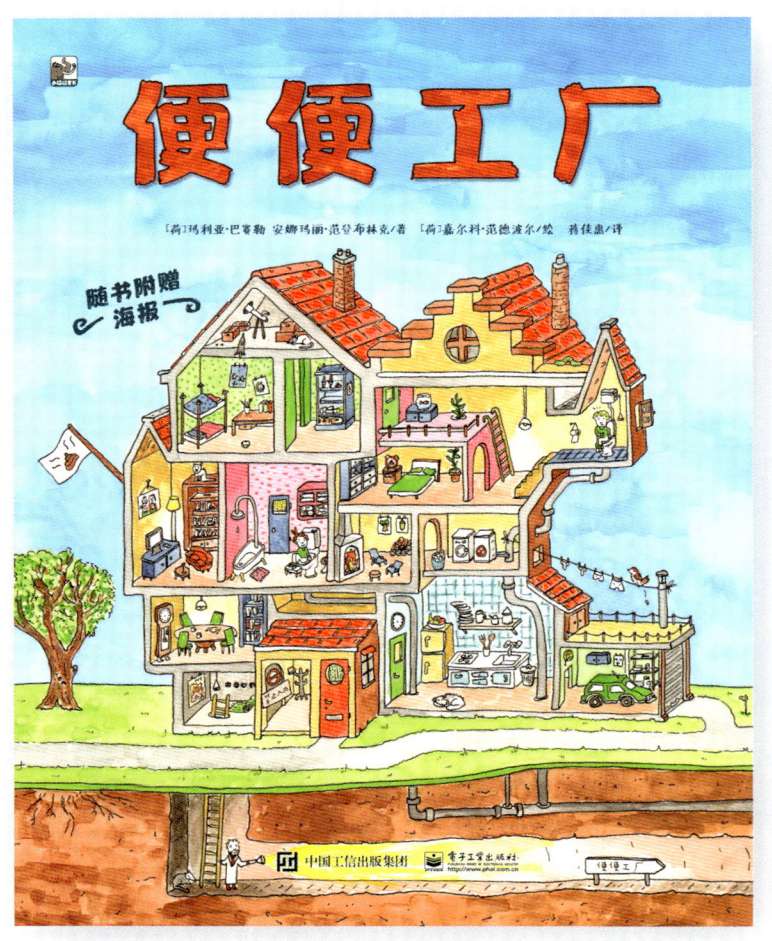

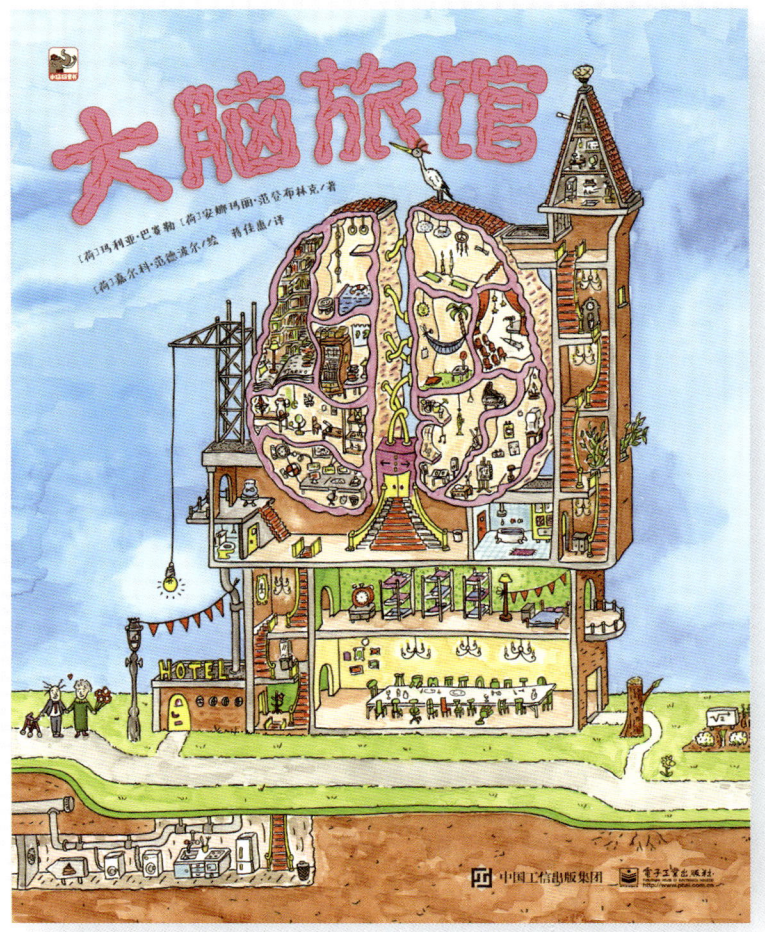

心脏城堡

[荷] 玛利亚·巴赛勒　[荷] 安娜玛丽·范登布林克　著
[荷] 嘉尔科·范德波尔　绘
蒋佳惠　译

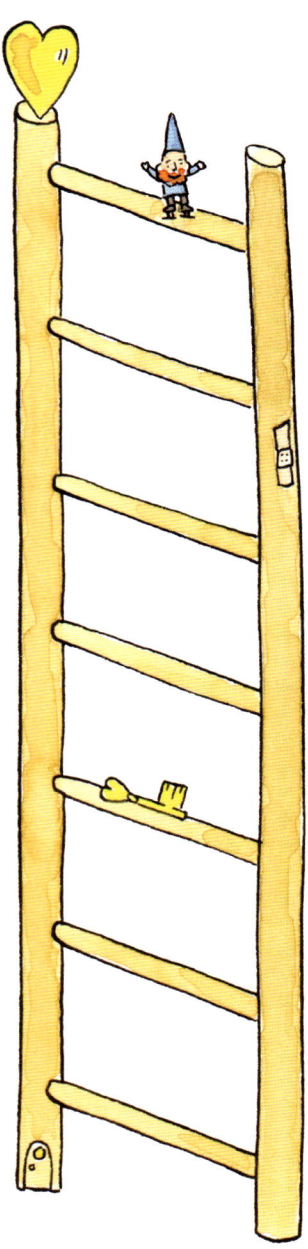

电子工业出版社
Publishing House of Electronics Industry
北京·BEIJING

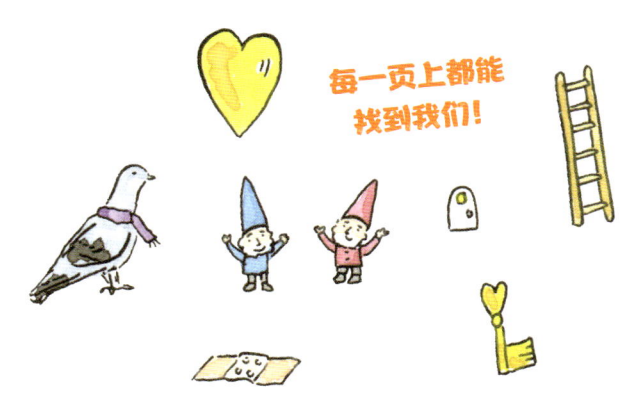

Nederlands letterenfonds dutch foundation for literature

The publisher gratefully acknowledges the support of the Dutch Foundation for Literature.
感谢荷兰文学基金会对本书的支持。

Kasteel Hartenstein © 2023 by Marja Baseler, Annemarie van der Brink & Tjarko van der Pol
Originally published by Uitgeverij Luitingh-Sijthoff B.V., Amsterdam

本书中文简体版专有出版权由Uitgeverij Luitingh-Sijthoff B.V.授予电子工业出版社，未经许可，不得以任何方式复制或抄袭本书的任何部分。

版权贸易合同登记号　图字：01-2023-4678

图书在版编目（CIP）数据

心脏城堡 /（荷）玛利亚·巴赛勒，（荷）安娜玛丽·范登布林克著；（荷）嘉尔科·范德波尔绘；蒋佳惠译. --北京：电子工业出版社，2024.2
ISBN 978-7-121-46991-6

Ⅰ.①心… Ⅱ.①玛… ②安… ③嘉… ④蒋… Ⅲ.①儿童故事－图画故事－荷兰－现代 Ⅳ.①I563.85

中国国家版本馆CIP数据核字（2024）第014055号

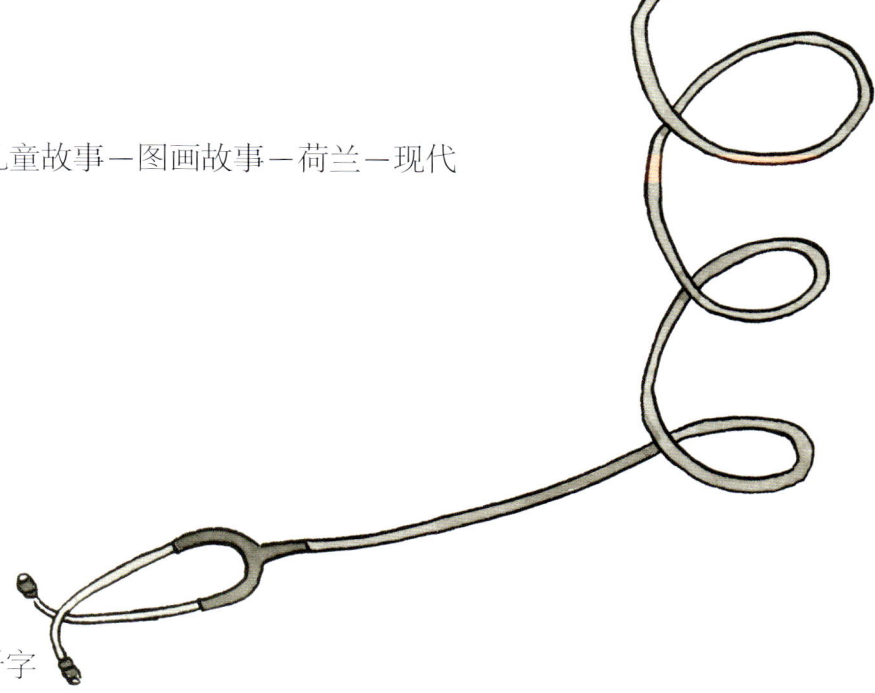

责任编辑：张莉莉
印　　刷：北京利丰雅高长城印刷有限公司
装　　订：北京利丰雅高长城印刷有限公司
出版发行：电子工业出版社
　　　　　北京市海淀区万寿路173信箱　邮编：100036
开　　本：787×1092　1/8　印张：6　字数：90.9千字
版　　次：2024年2月第1版
印　　次：2024年2月第1次印刷
定　　价：88.00元

凡所购买电子工业出版社图书有缺损问题，请向购买书店调换。若书店售缺，请与本社发行部联系，联系及邮购电话：（010）88254888，88258888。
质量投诉请发邮件至zlts@phei.com.cn，盗版侵权举报请发邮件至dbqq@phei.com.cn。
本书咨询联系方式：（010）88254161转1835，zhanglili@phei.com.cn。

 心脏城堡　8

 好主意！　30

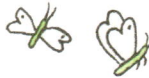 知心好友　11

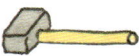 策划方案　32

 熊熊燃烧　12

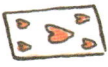 心神不宁　34

 怦怦跳的心　15

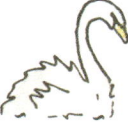 全心全意　37

 不跳了　16

 重新跳啊跳　39

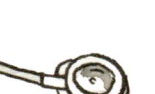 跳动的心　18

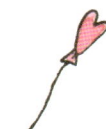 满载于心　40

 需要温暖　20

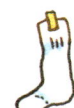 了然于心的健康：
关于心脏健康的
小知识和小贴士　42

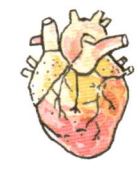 思念之心　22

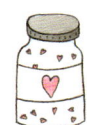 了然于心的健康：
关于心脏轻松的
小知识和小贴士　44

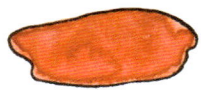 面无血色　24

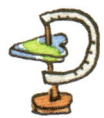 排出废物　26

你看见这个标志了吗？

翻到第42页。
你能在这里找到更多知识。

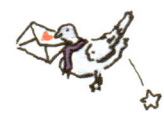 来自心底的呐喊　28

心脏城堡

在一个离我们不算遥远的国度里，有一片无边无际的松树林。森林的深处矗立着心脏城堡。有时候，城堡里的人和森林里的居民聚在一起，分享扣人心弦的故事。

每天，樵夫的女儿米拉都会通过吊桥，把柴火送到城堡里。每天，守卫的儿子爱莫都会等候她的到来，给她帮忙。

和拳头一样大

握紧你的拳头，仔细看一看。它的大小和你的心脏一样。它陪你度过一生，伴随你成长。也就是说，随着你长大成人，它也会跟着变大。

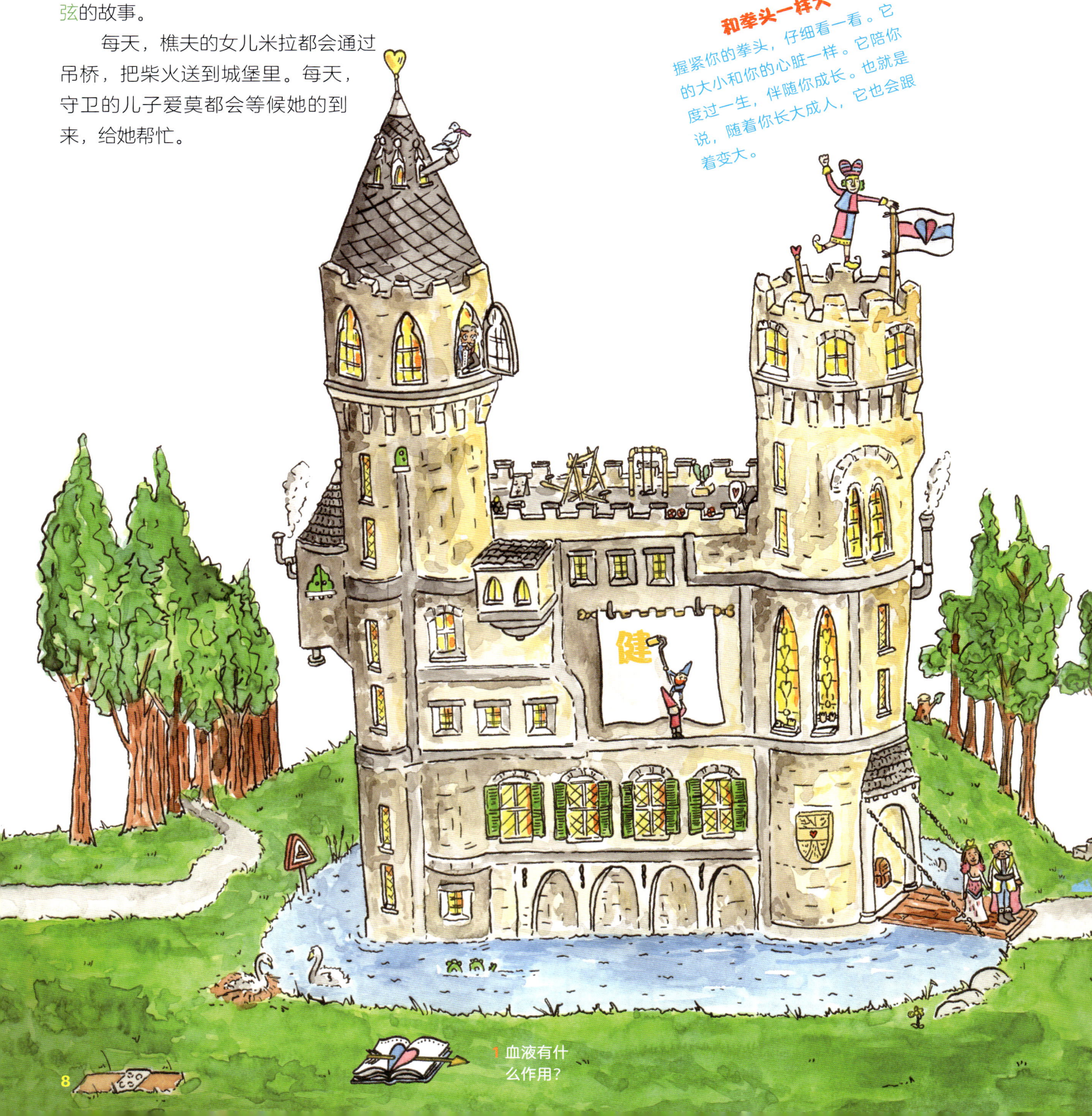

1 血液有什么作用？

天色早已暗沉。有人吹着口哨，唤起熟悉的旋律。是爱莫！米拉赶忙吹响口哨回应：我来啦！她等不及了。明天是爱莫的生日。今天晚上，她可以在城堡里留宿。米拉挥挥手，向父亲道别，然后转身奔向爱莫。她的怀里抱着一份专门为爱莫准备的礼物，那是她自己一点一点用刀凿出来的，并用自己最心爱的毛衣包裹着这份礼物。"明天见，爸爸！"

此时她还不知道，她一时半会儿都见不到爸爸了……

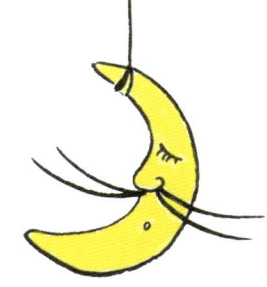

跳啊跳
你不会轻易察觉到自己还有一颗心脏，但它却兢兢业业地跳动着，就算你睡觉的时候也不例外。你的心脏从不休息，也不放假。只要你还活着，它就一直跳啊跳。

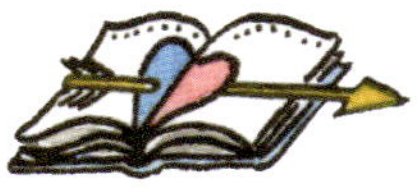

3 你了解自己的器官吗？

身体里的泵
心脏把血液泵到你身体的各个角落。血液必须时时刻刻流动，不断运送氧气和养分。只有这样，你的肌肉和器官才能得到足够的能量，从而完成自己的任务，保障你的运动、玩耍和思考！

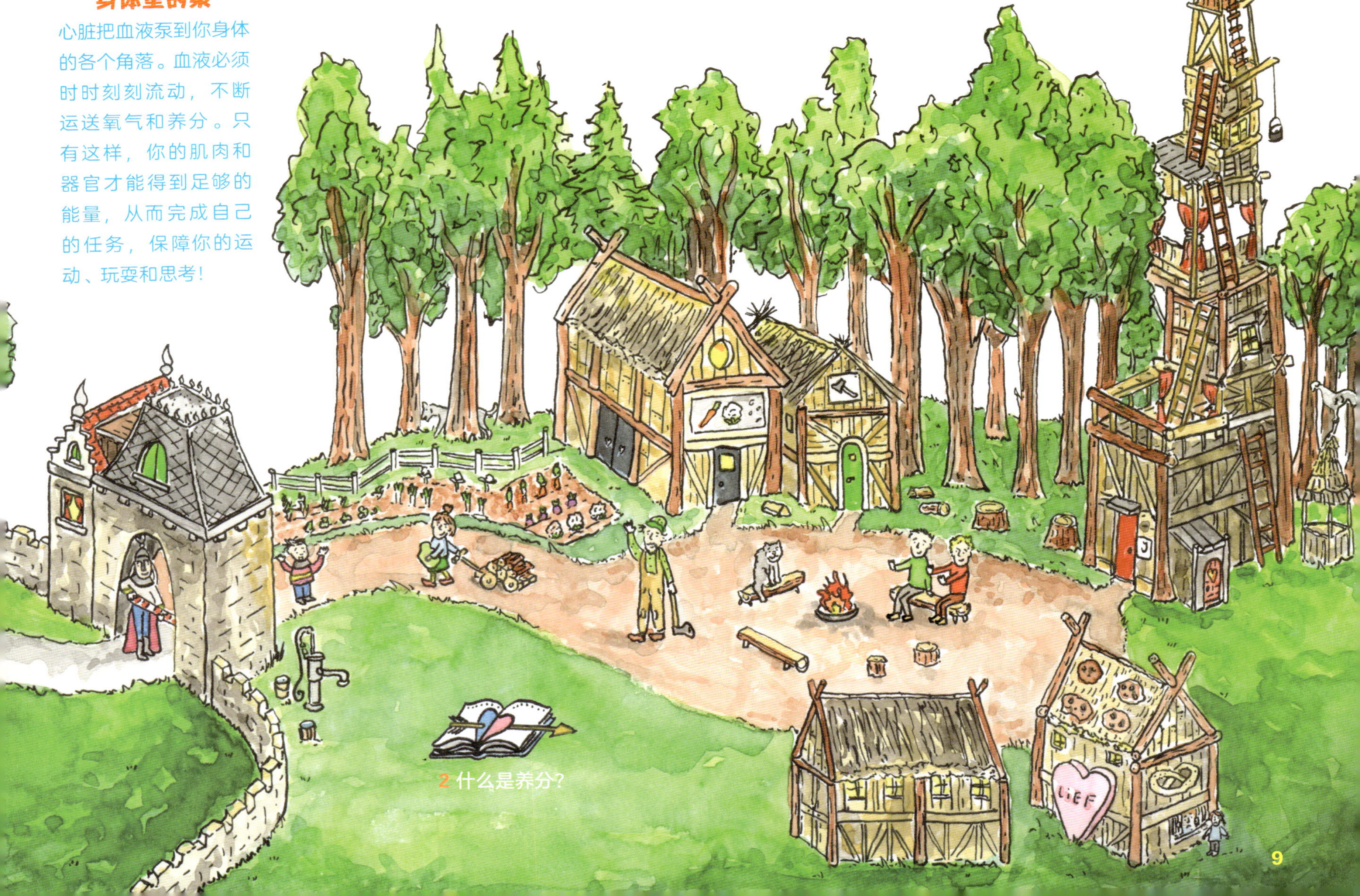

2 什么是养分？

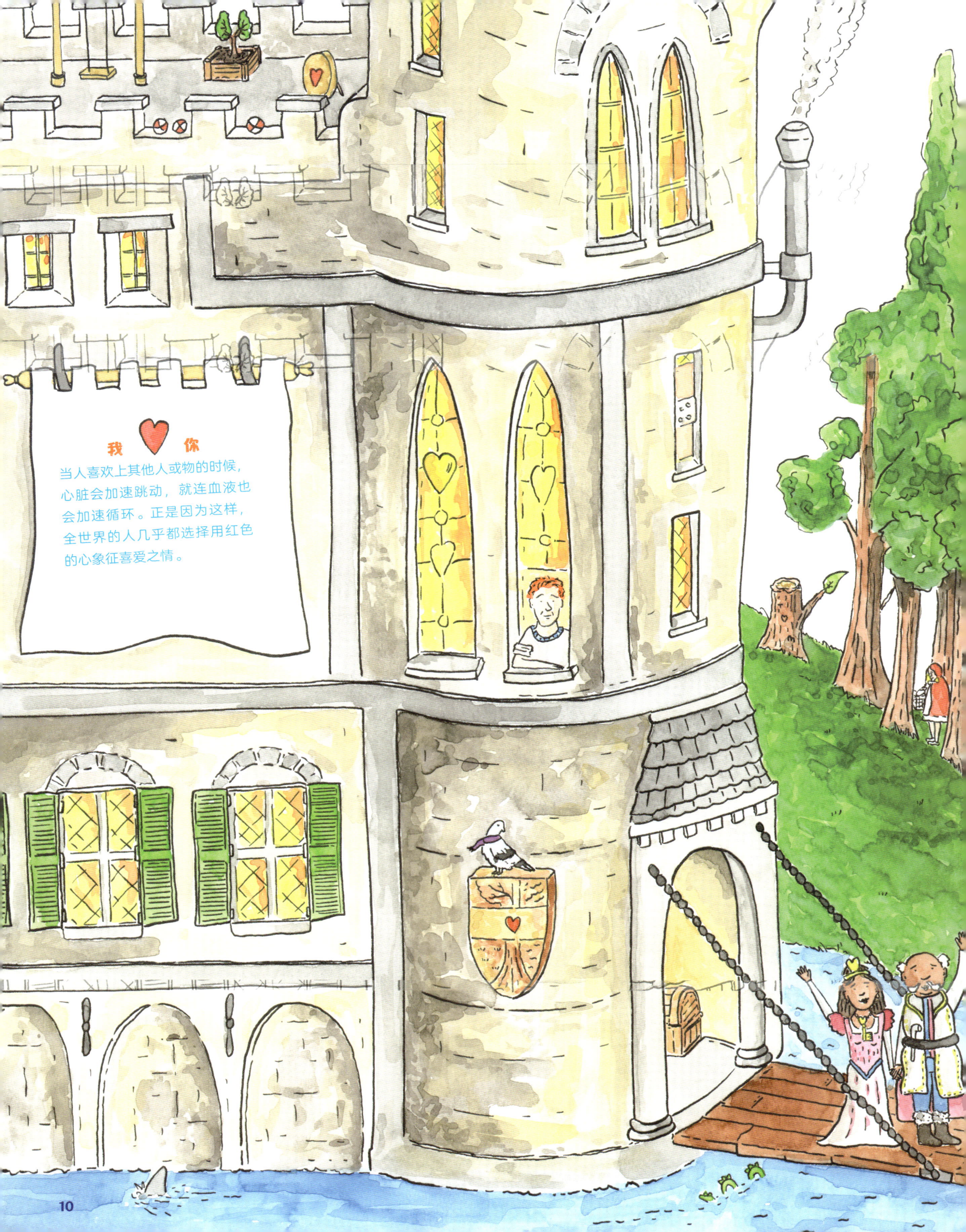

我 ♥ 你

当人喜欢上其他人或物的时候,心脏会加速跳动,就连血液也会加速循环。正是因为这样,全世界的人几乎都选择用红色的心象征喜爱之情。

知心好友

"你的朋友来了。"一见米拉来了,爱莫的妈妈说道。

"不对!"爱莫喊了起来,"她是我的知心好友!"他偷偷地瞥了一眼包裹得严严实实的礼物。

"别这么猴儿急。"米拉笑着说道,"再等一天。"

"欢迎你!"城堡的领主说。

"你们愿意先帮西蒙生个火吗?"城堡的女主人问,"你们认识路的。"

"明天见!"爱莫的妈妈说完便转身走向守卫的小屋。

在你心里

真正的友谊能带给你快乐和坚强的心。你可以和知心好友分享秘密和感受。当你伤心的时候,他们默默地支持着你。知心好友永远都在你的心里。

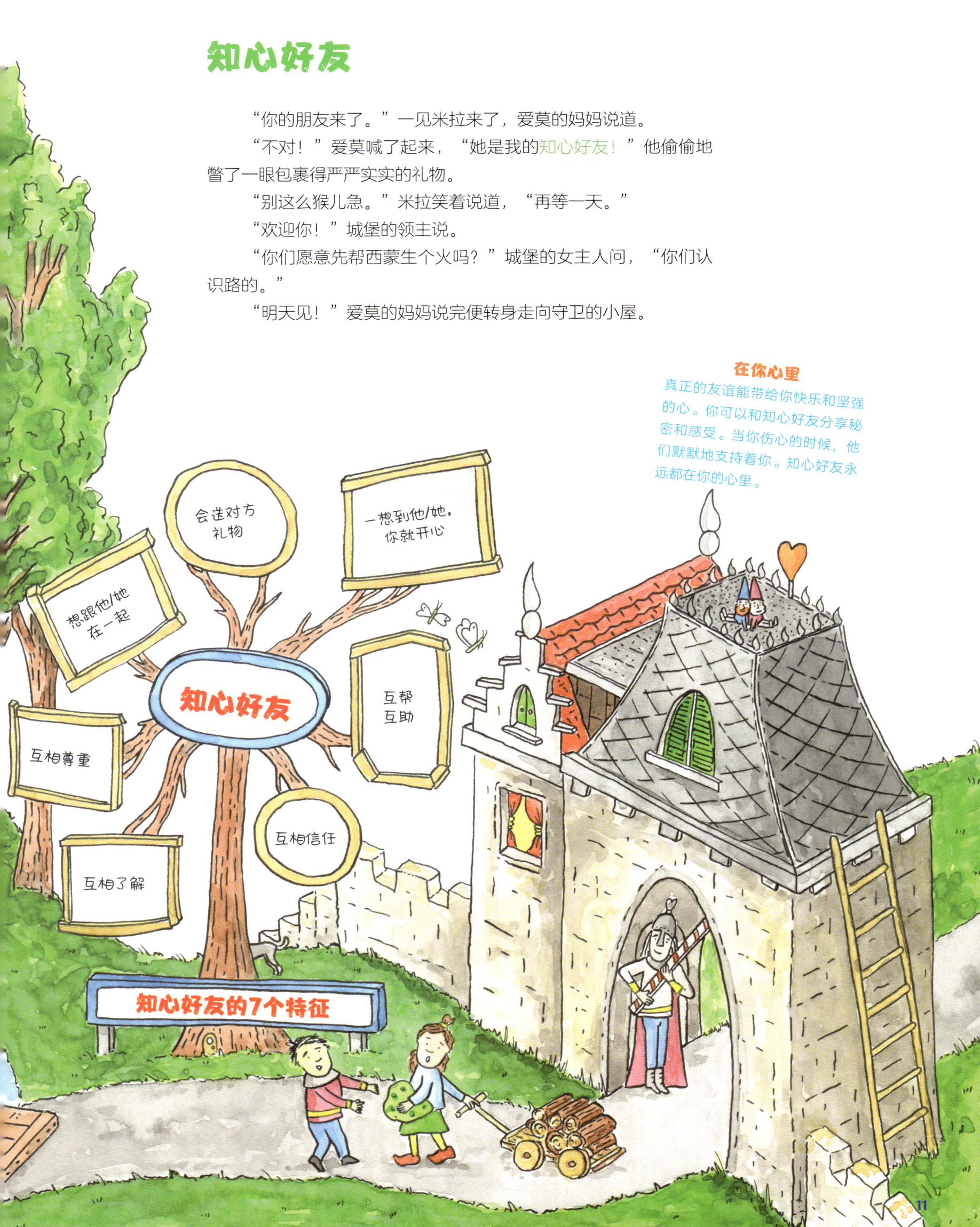

知心好友的7个特征:会送对方礼物、一想到他/她,你就开心、想跟他/她在一起、互帮互助、互相尊重、互相信任、互相了解

熊熊燃烧

米拉和爱莫拖着沉甸甸的木柴，吃力地穿过狭长的楼梯。

"我不行了。"爱莫喘着粗气，"我的肺都快爆炸了。"

"原来是准寿星和他的朋友啊，"当孩子们走进屋子时，锅炉工西蒙笑呵呵地说道，"快，把火烧得旺旺的！"他指了指一堆木柴，然后抄起风箱：" 你们烧柴，我扇风。"

两颊绯红的米拉和爱莫把柴火一块接一块地丢进火堆里。

西蒙往锅炉里灌入新鲜的氧气。他心满意足地环顾四周："这样一来，城堡今晚就可以暖暖和和的了。我饿到没力气了，你们也饿了吗？"

进的是氧气，出的是二氧化碳

肺保障着你的呼吸。呼吸是下意识的行为，不需要经过深思熟虑。每当你吸气的时候，新鲜空气就会涌进你的肺部。氧气随着这些空气进入你的血液。每当你呼气的时候，你都会吐出二氧化碳。

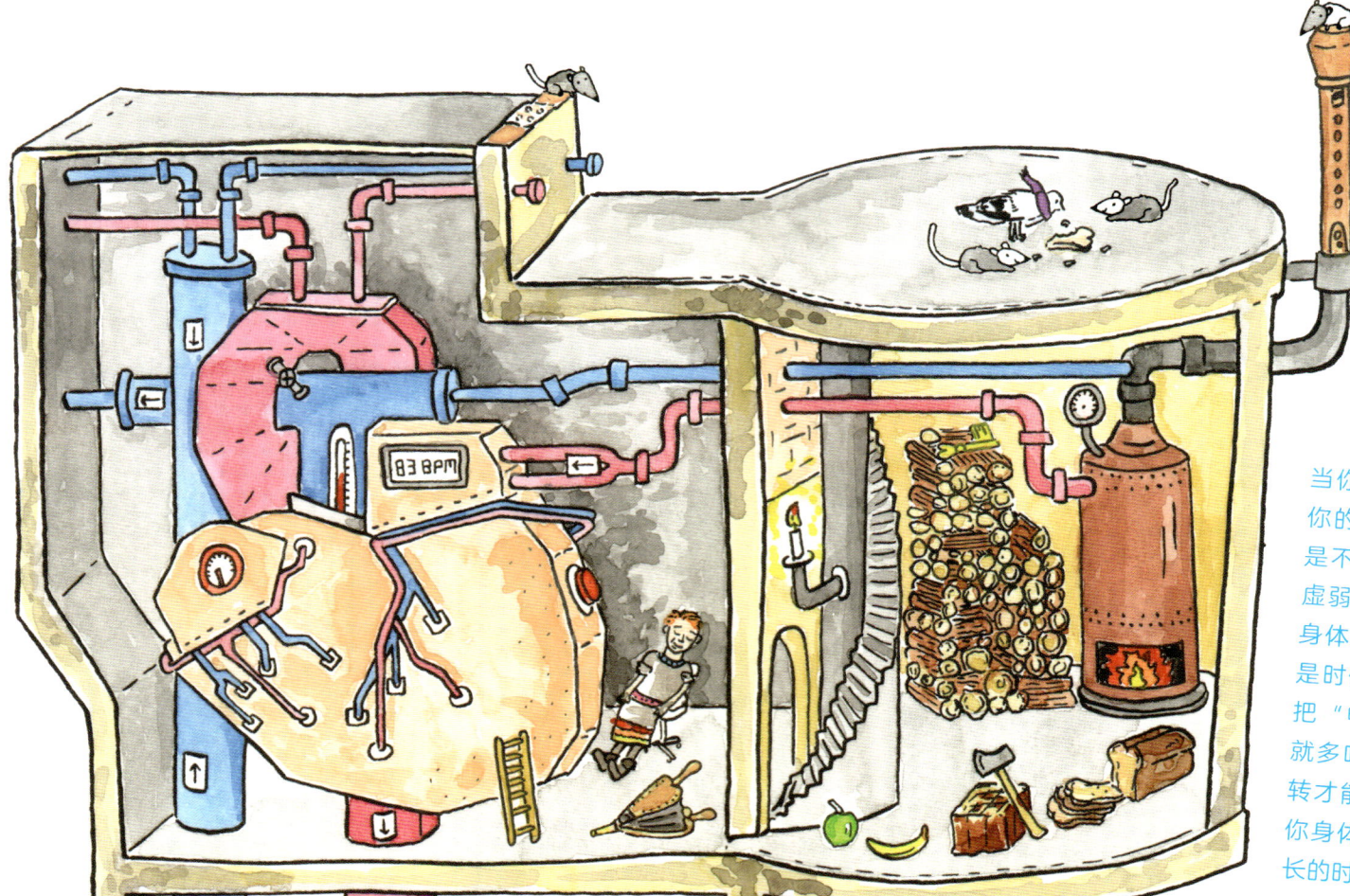

急需燃料

当你消耗大量能量的时候，你的"电池"就会耗尽。你是不是觉得很冷、很累或者虚弱无力？这可能是因为你身体里的燃料快要耗尽了。是时候吃点儿东西了！你想把"电池"充得满满的？那就多吃一些需要身体努力运转才能消耗掉的食物。这样你身体里的能量才能维持更长的时间。

能量工厂

身体里的细胞数量多到数不过来。它们分布在你的肌肉和其他器官和组织里。细胞是你身体里的能量工厂，最重要的任务就是用氧气和燃料生产能量。

团队合作

你的心脏和肺就像两个形影不离的好朋友。伴随着每一次吸气，肺都会把氧气注入血液。然后，心脏把满载着氧气的血液泵到身体的各个角落。真是完美的团队合作！

4 肺泡是怎么把氧气送进血液的？

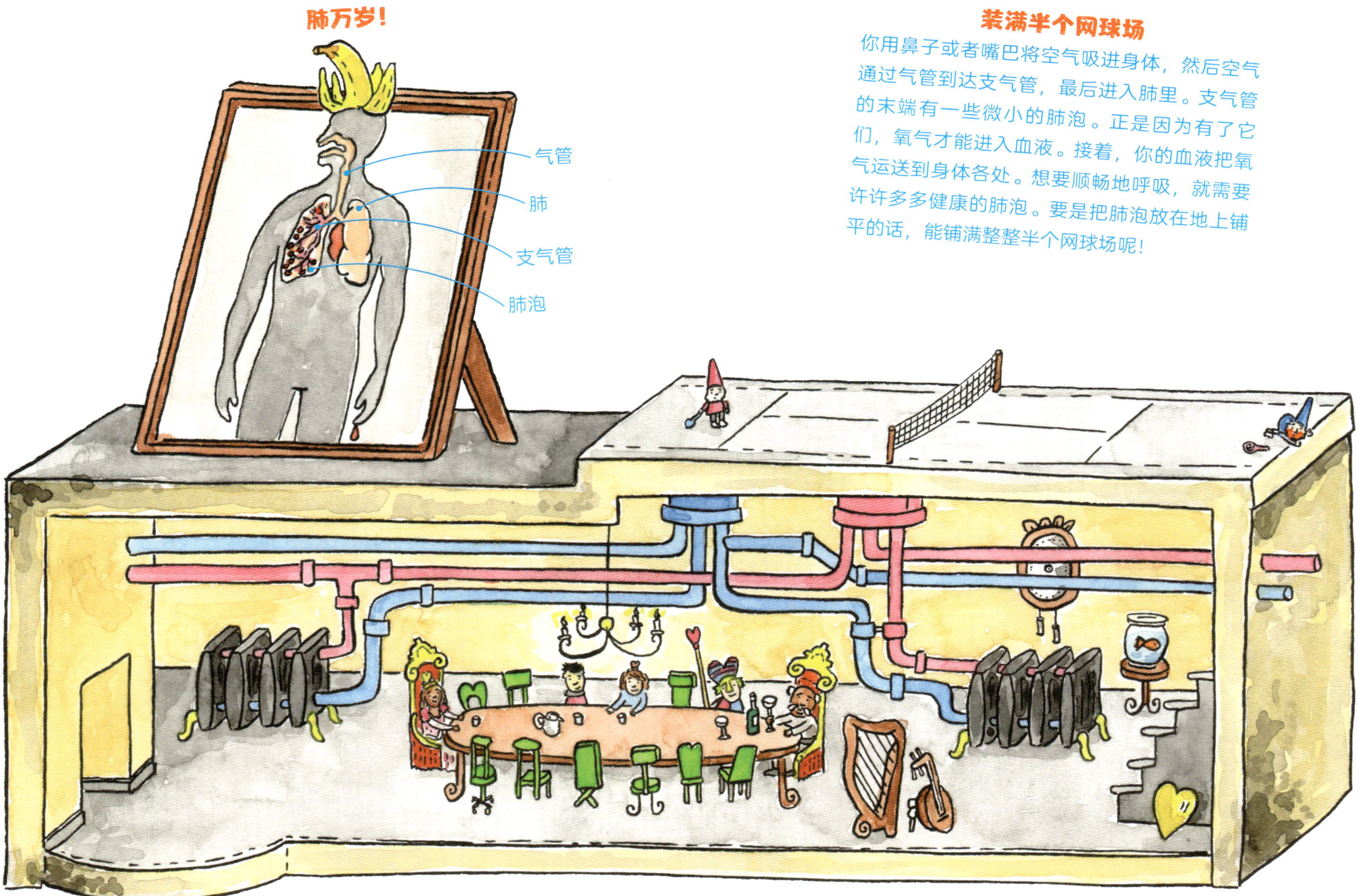

肺万岁！

- 气管
- 肺
- 支气管
- 肺泡

装满半个网球场

你用鼻子或者嘴巴将空气吸进身体，然后空气通过气管到达支气管，最后进入肺里。支气管的末端有一些微小的肺泡。正是因为有了它们，氧气才能进入血液。接着，你的血液把氧气运送到身体各处。想要顺畅地呼吸，就需要许许多多健康的肺泡。要是把肺泡放在地上铺平的话，能铺满整整半个网球场呢！

大厅里，暖气管道呜呜作响。

"为什么洛姆先生总是待在楼上啊？"爱莫问。

城堡的领主耸了耸肩膀。"是啊，我这位固执己见的臭脾气弟弟啊……这位聪明的教授最喜欢待在塔楼里读读书，养养鸽子，抚慰他那颗受伤的心。"米拉想起爸爸曾经告诉过她的事情。洛姆一直深爱着来自大森林的羽儿，羽儿也爱着洛姆。可是有一天，他们吵得不可开交，如今已经互不往来了。

吃完饭后，米拉和爱莫一起来到位于城堡最高处的客房里。米拉望向窗外。在一片漆黑之中，她看见洛姆住的塔楼顶闪烁着一盏灯，灯光映照在窗户上。

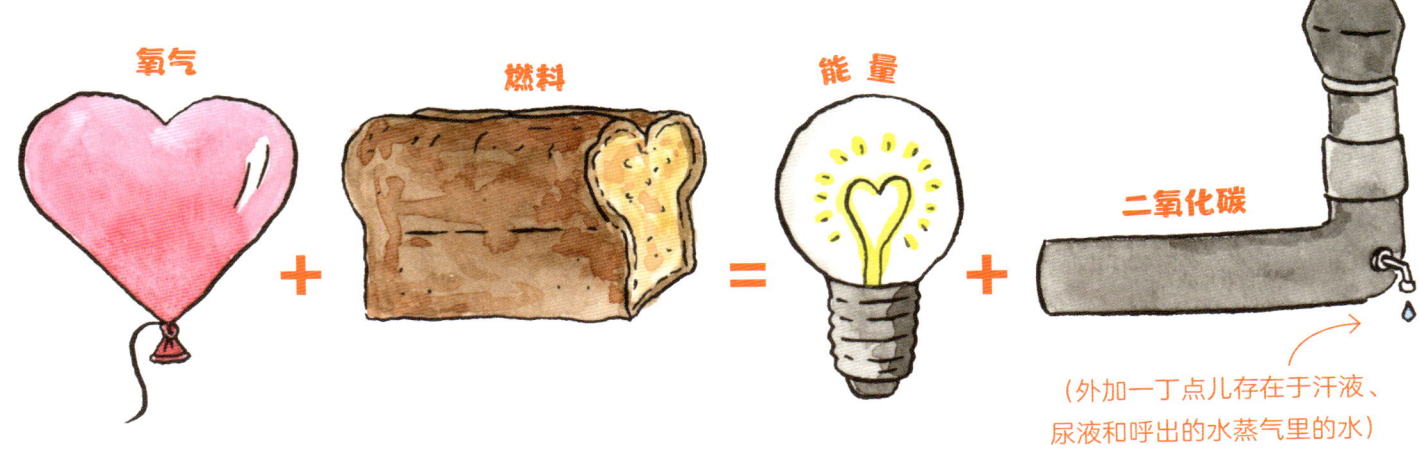

如果想进行运动和维持体温，你的身体就需要能量。你可以通过氧气和燃料获取能量。氧气来自呼吸，燃料来自食物。

氧气 + **燃料** = **能量** + **二氧化碳**

（外加一丁点儿存在于汗液、尿液和呼出的水蒸气里的水）

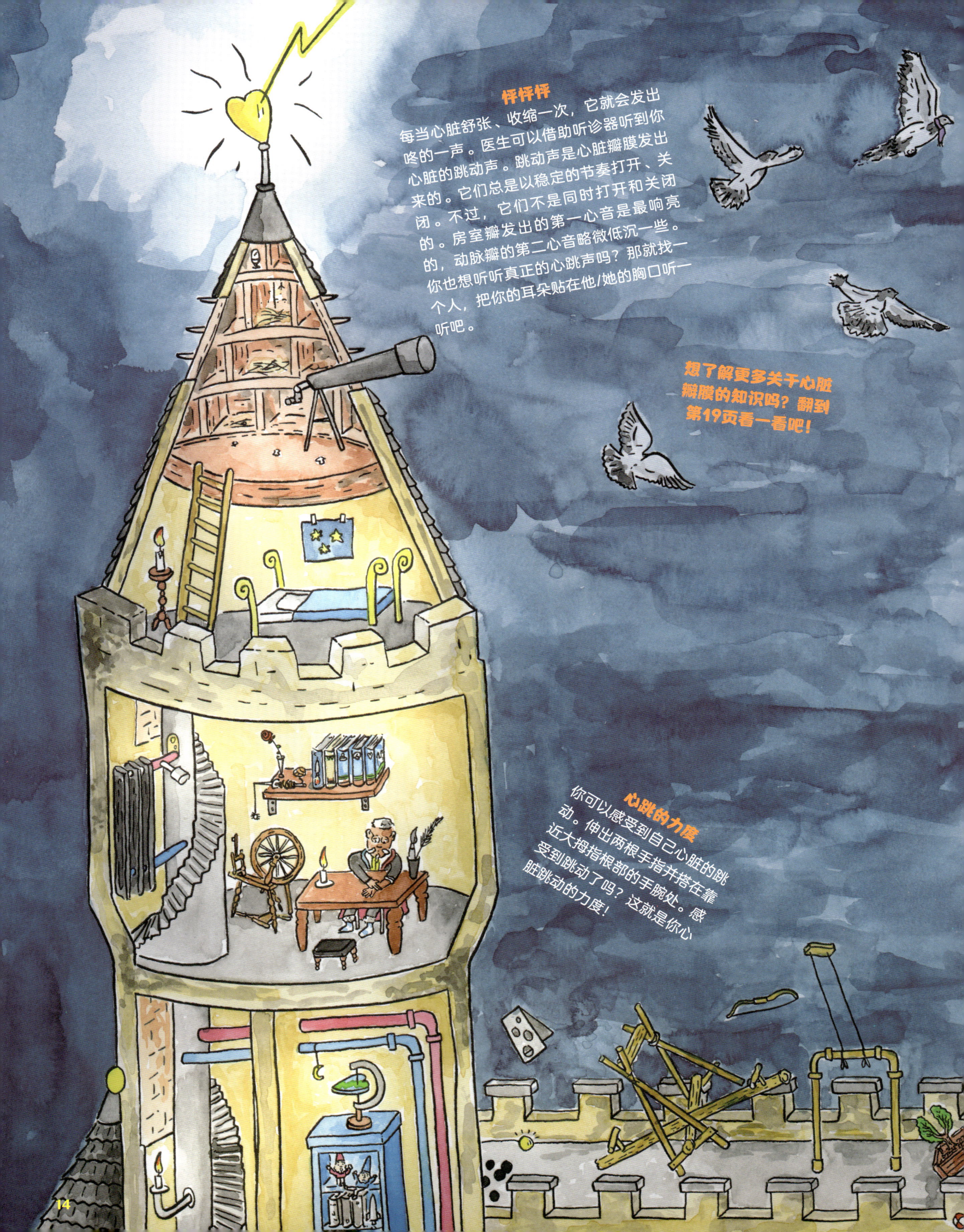

怦怦怦

每当心脏舒张、收缩一次,它就会发出咚的一声。医生可以借助听诊器听到你心脏的跳动声。跳动声是心脏瓣膜发出来的。它们总是以稳定的节奏打开、关闭。不过,它们不是同时打开和关闭的。房室瓣发出的第一心音是最响亮的,动脉瓣的第二心音略微低沉一些。你也想听听真正的心跳声吗?那就找一个人,把你的耳朵贴在他/她的胸口听一听吧。

想了解更多关于心脏瓣膜的知识吗?翻到第19页看一看吧!

心跳的力度

你可以感受到自己心脏的跳动。伸出两根手指并搭在靠近大拇指根部的手腕处。感受到跳动了吗?这就是你心脏跳动的力度!

怦怦跳的心

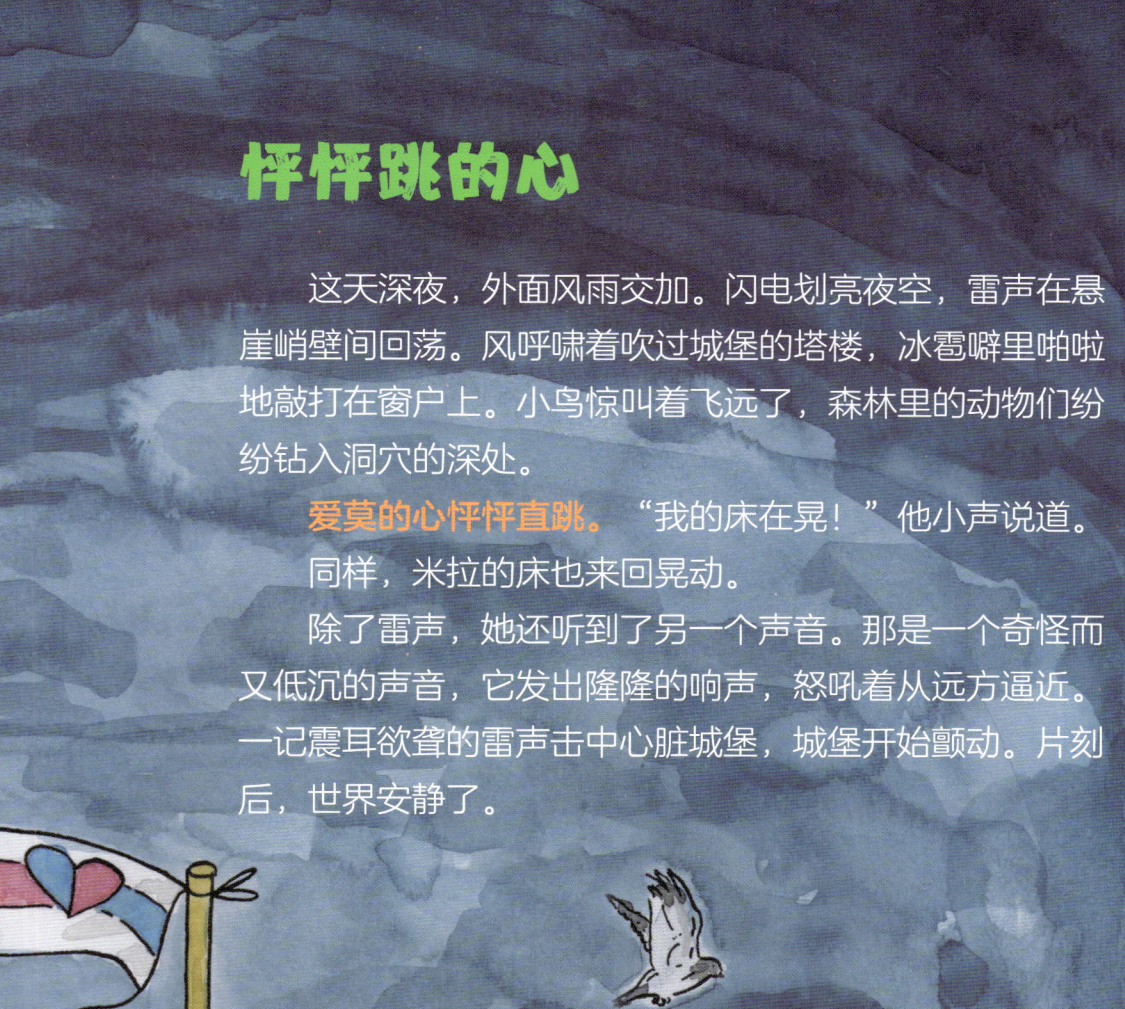

这天深夜，外面风雨交加。闪电划亮夜空，雷声在悬崖峭壁间回荡。风呼啸着吹过城堡的塔楼，冰雹噼里啪啦地敲打在窗户上。小鸟惊叫着飞远了，森林里的动物们纷纷钻入洞穴的深处。

爱莫的心怦怦直跳。"我的床在晃！"他小声说道。同样，米拉的床也来回晃动。

除了雷声，她还听到了另一个声音。那是一个奇怪而又低沉的声音，它发出隆隆的响声，怒吼着从远方逼近。一记震耳欲聋的雷声击中心脏城堡，城堡开始颤动。片刻后，世界安静了。

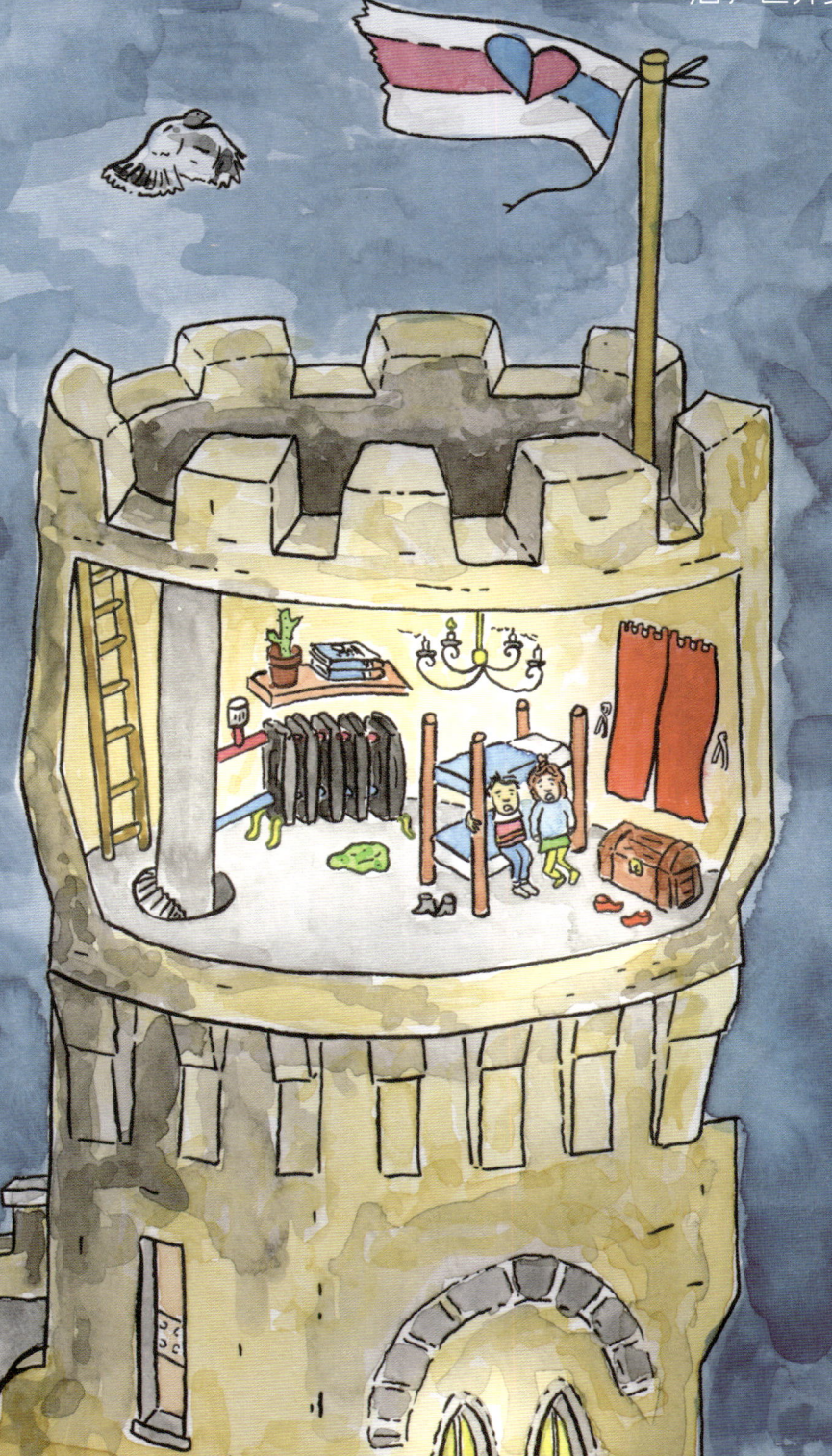

缓解紧张
你感受到紧张、不安或者恐惧的情绪了吗？如果有的话，你自然而然就会呼吸加速，心脏也跳得更快。有一个好办法可以缓解：深呼吸，平静地用鼻子吸气。

不跳了

"今天是我的生日！"这是爱莫睁开眼，脑海中闪过的第一个念头。紧接着，他想起了昨天夜里响亮的雷声。希望没有发生什么可怕的事情，这样他的生日派对就可以正常举行了。

"噢，不！"他听见米拉的叫喊声。她趴在敞开的窗户跟前，伸手指了指："快看啊，快看那儿！"

爱莫从床上一跃而起，冲到她的跟前。

吊桥被一块巨大的岩石砸中了。

"我没法回到爸爸身边了！"米拉大惊失色。

爱莫安慰米拉："别担心，都会好的。我们先去看看其他人。"

"等一下！"米拉说，她开心地把礼物递给爱莫，"生日快乐。"

爱莫小心翼翼地拆开礼物：是一颗用木头做成的巨大的心。

吹吹风

你会不会偶尔在睡醒的时候觉得头疼或者晕晕乎乎的？跟白天一样，你睡觉的时候也会呼出废气。所以，早晨一起床就要打开卧室的窗户，这样一来，就能让废气出去，让清新的空气进来。最好的办法是睡觉时给窗户留一道缝隙。

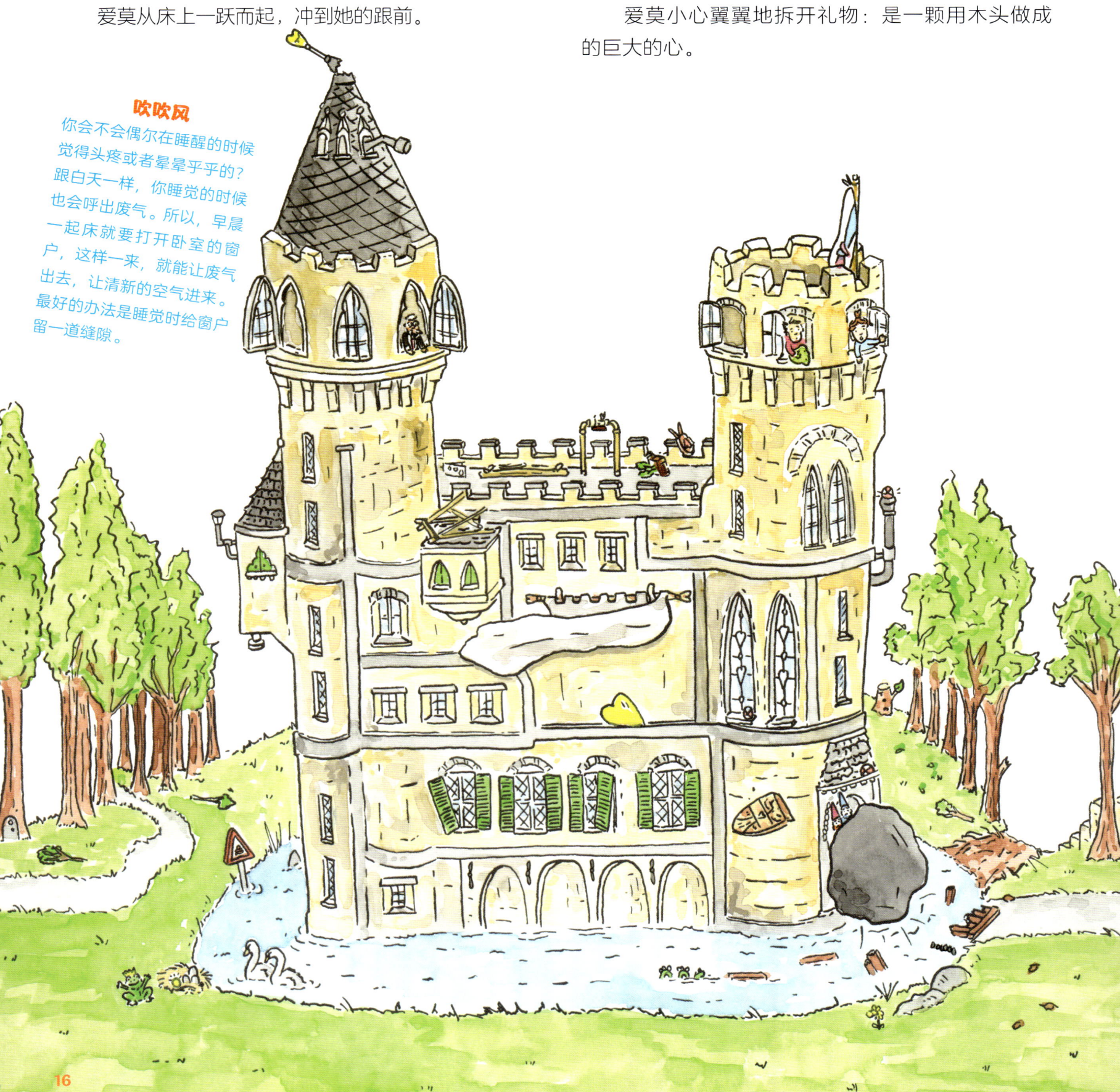

倒垂的大树

肺的模样就像一棵倒垂的苹果树。支气管是树枝，肺泡就是树上的苹果。

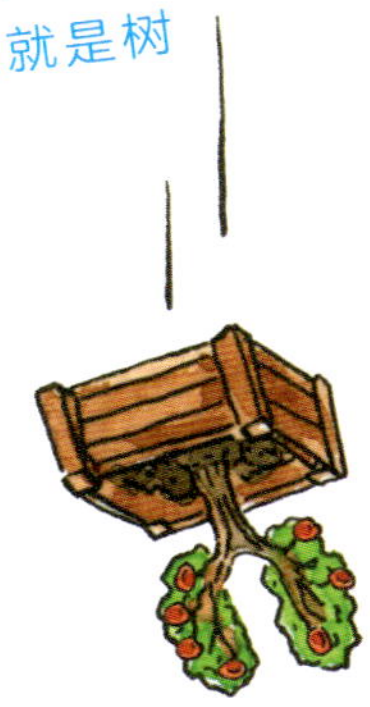

干净的空气

你的心脏和肺离不开新鲜的氧气。你可以在森林里、公园里或者大海边呼吸到干净的空气。要是去了这些地方，一定要深深地吸气和呼气。

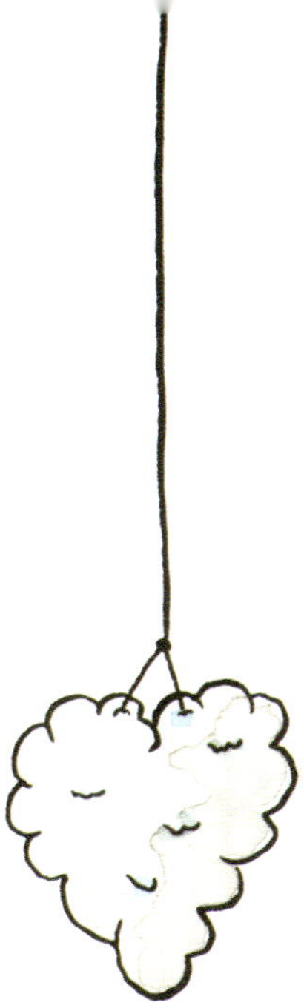

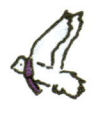

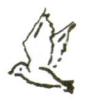

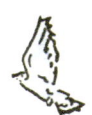

棘手的肺

如果你有气管炎或其他呼吸系统疾病，那么你的气管或肺泡就会常常发炎。发炎的时候，你会觉得呼吸困难、疲倦或者透不过气来。真棘手啊！

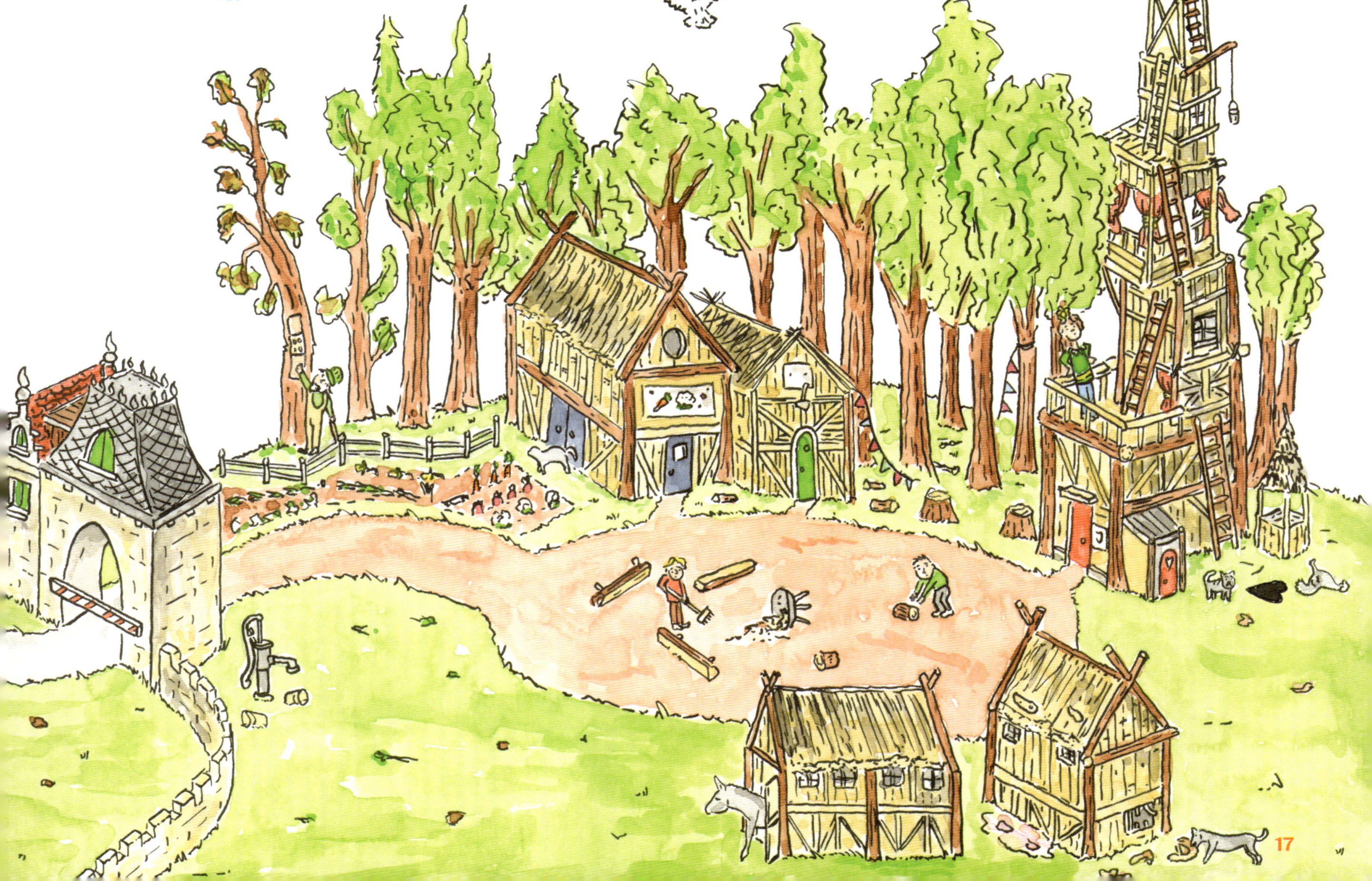

跳动的心

米拉和爱莫找了很久，终于在机械室里找到了城堡的女主人和领主。

"我的生日派对还能照常进行吗？"爱莫问。

女主人摇了摇头："要等屋顶和吊桥修好了才行。那可得等上好一会儿呢。"

"难道我们不能游过去吗？"爱莫说。

"这样做实在太危险了。"领主嘟囔道，"护城河里有鲨鱼和蛇。万一它们想把我们吃了呢？"

"再说，护城河也太脏了。"女主人说，"你会生病的。"

"要是木柴不够怎么办？"米拉问。

"暂时还够，能用上一个星期。"锅炉工西蒙说，"不过，一个星期之后就没有了。我们可得省着点儿用。"

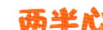

两半心

你的心是由两半组成的——左半边和右半边。每个半边都分成两个部分——一个心房和一个心室。一道隔膜隔开了低氧的血和富氧的血，以免它们混在一起。

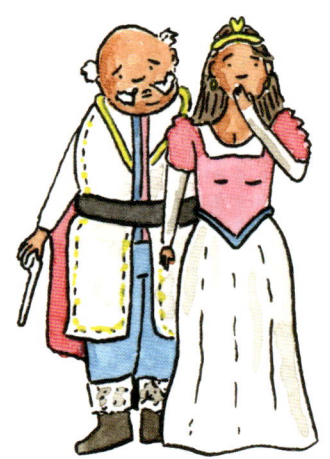

神奇的发动机

心脏位于你的胸腔里，在两个肺之间略微偏左的位置。它是你身体里最重要的器官之一。心脏有着十分发达的肌肉，把血液泵到身体的各个部位。每分钟心肌都会收缩80至100下。心脏可真是一台神奇的发动机啊！你一定要好好照顾它，不要让发动机出现故障。

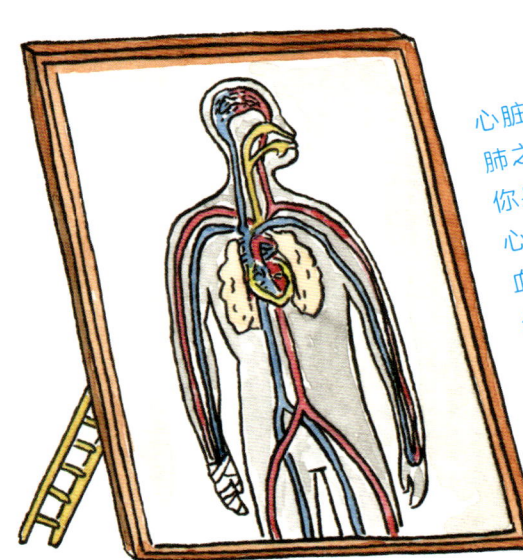

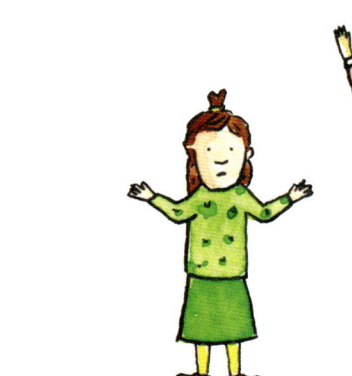

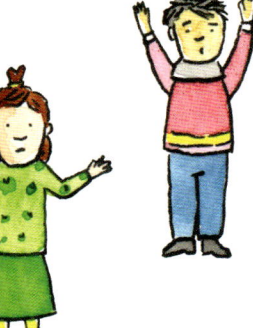

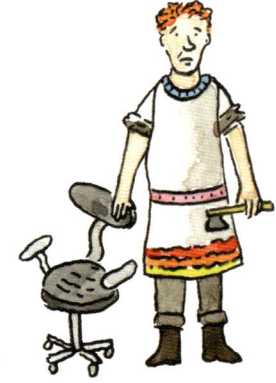

血压

心脏会把血液泵到身体各个角落，于是血管里就有了压力。我们把这种压力称为血压。血压不能太高，也不能太低。想要保持正常的血压，你就要多运动，多吃蔬菜和水果，少吃盐。

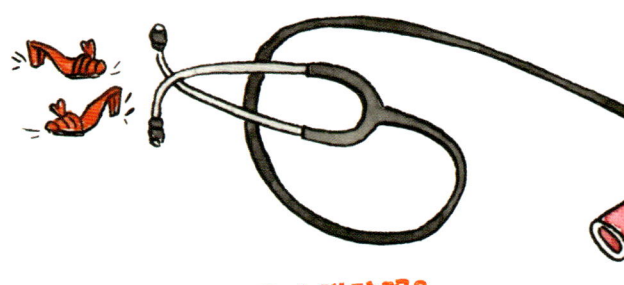

心脏会自主跳动吗？

没有受到刺激时，心脏就纹丝不动。心脏受的刺激来自窦房结。窦房结是心脏的起搏点。窦房结持续地输出一股电流，它就像一道闪电一般，流向你的心脏。这样一来，心肌先挤压心房，再挤压心室，于是心脏就跳动起来了。这个小小的"开关"还控制着心脏跳动的速度。每当你跑步的时候，窦房结就运行得格外卖力；而每当你睡觉的时候，它就会平静下来。

单行道

心脏的4个瓣膜确保血液永远都朝着正确的方向流动，即便倒立的时候也不例外。它们的工作原理与水闸相似。血液不能反方向流动。血液流过后，瓣膜就会关闭。

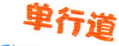
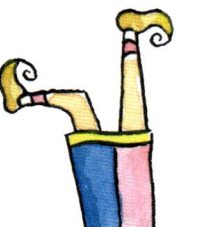
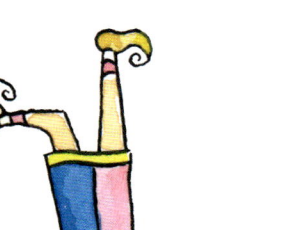
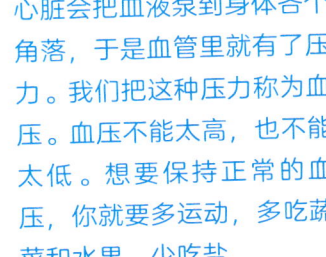

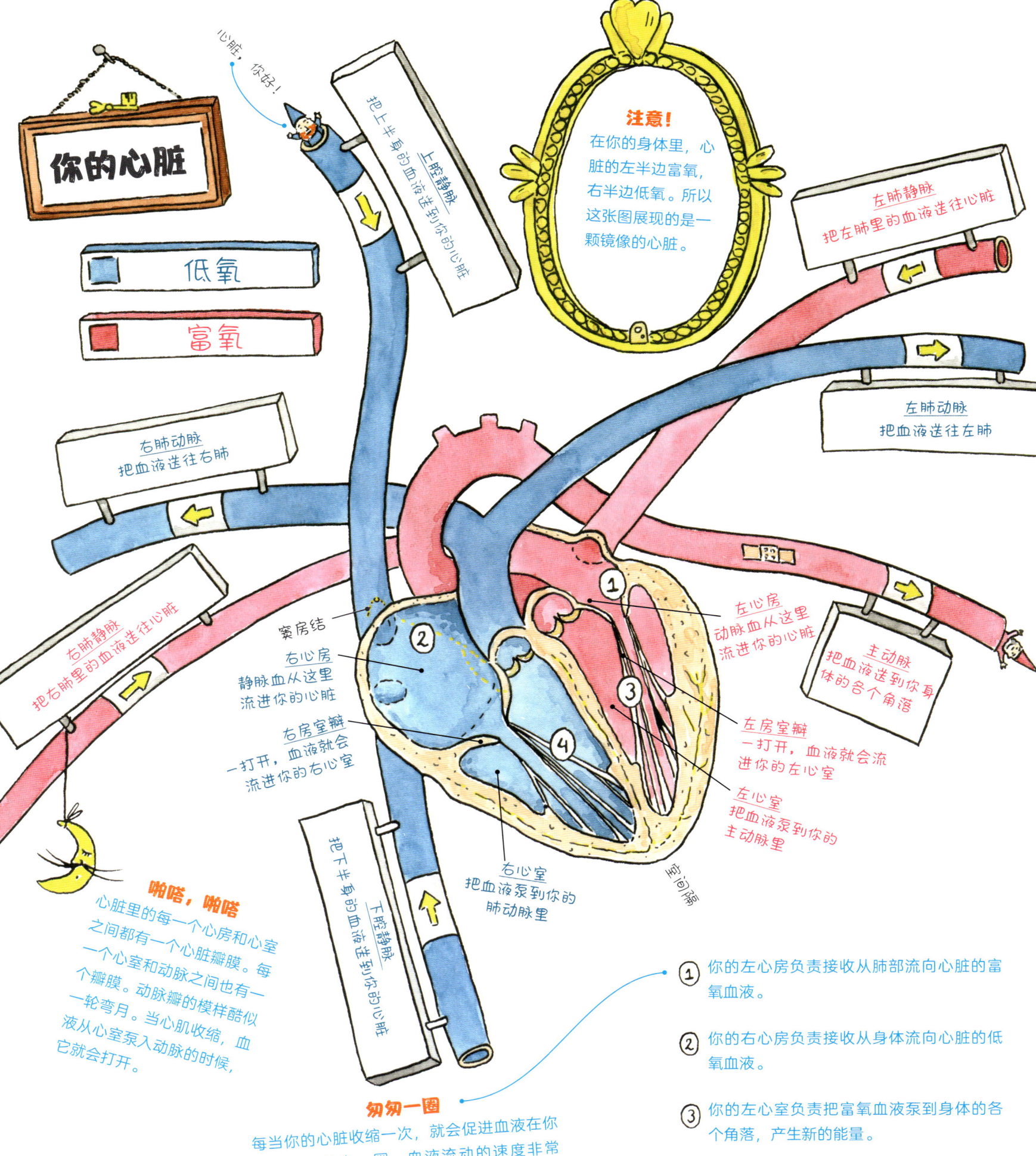

需要温暖

一个星期之后。

"我……我……我好冷……冷……冷啊。"爱莫冻得直发抖。

"我……我……我也……也……也是。"米拉哆哆嗦嗦地说。

大片的雪花从天空中飘落。寒气渗入墙壁,木柴眼看着就要用完了。一阵凛冽的寒风从窗户的缝隙里钻进城堡,吹灭了火把。

米拉和爱莫套上厚厚的羊毛衫。为了让身体暖和一点儿,他们在通往地下储藏室的楼梯上来来回回地奔跑。

"我饿了。"爱莫说,"我们去看看还有没有什么能吃的。"

可是,地下储藏室里的架子都快空了。

"点心吃完了。"地下室管理员卡罗说,"面粉也没了。吃根胡萝卜吧?"

他们一边嚼着胡萝卜,一边走出地下室。

"去厨房看看吧。"卡罗热心地说,"也许鲍德韦恩那边有吃的。"

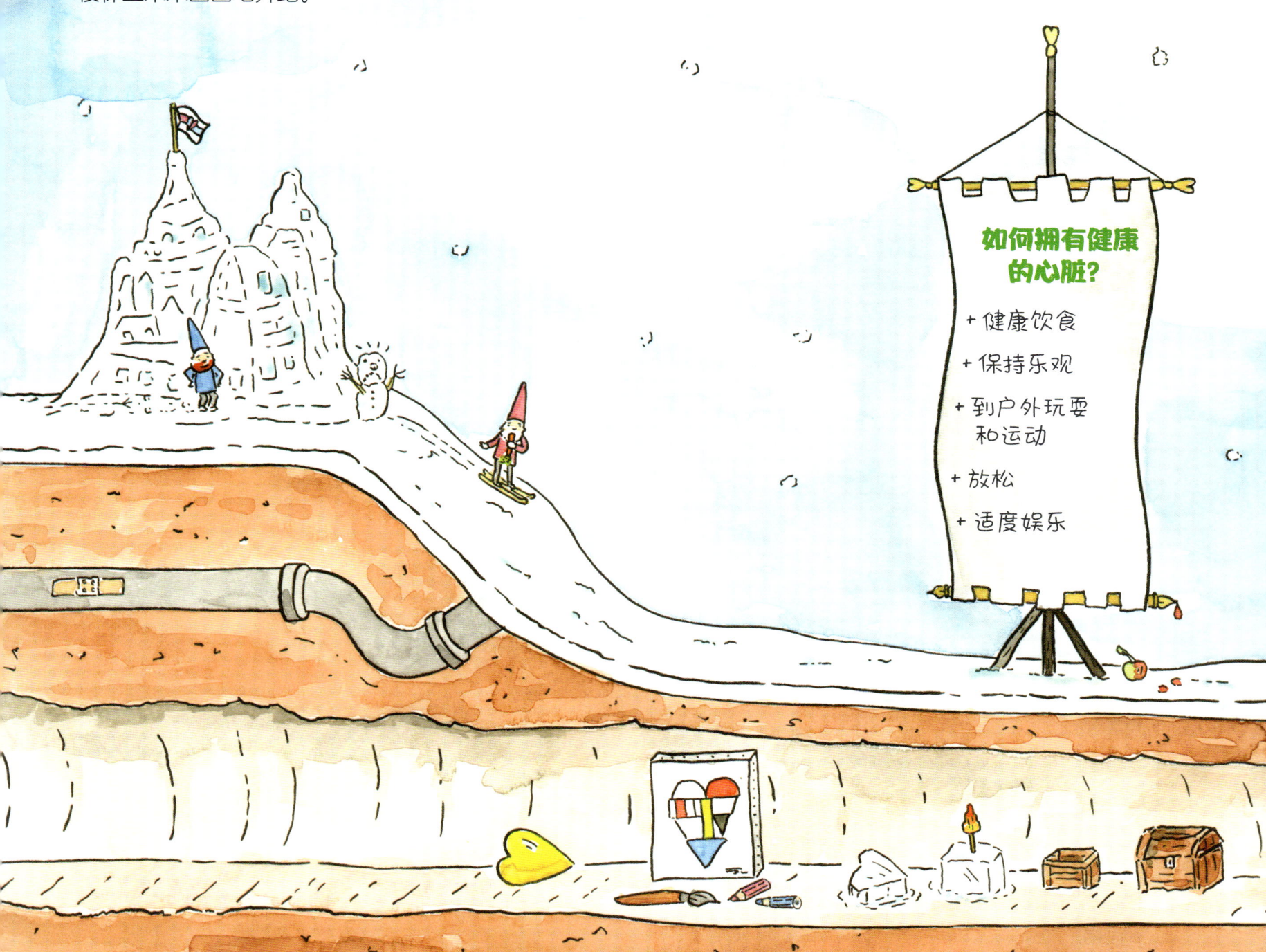

如何拥有健康的心脏?

+ 健康饮食
+ 保持乐观
+ 到户外玩耍和运动
+ 放松
+ 适度娱乐

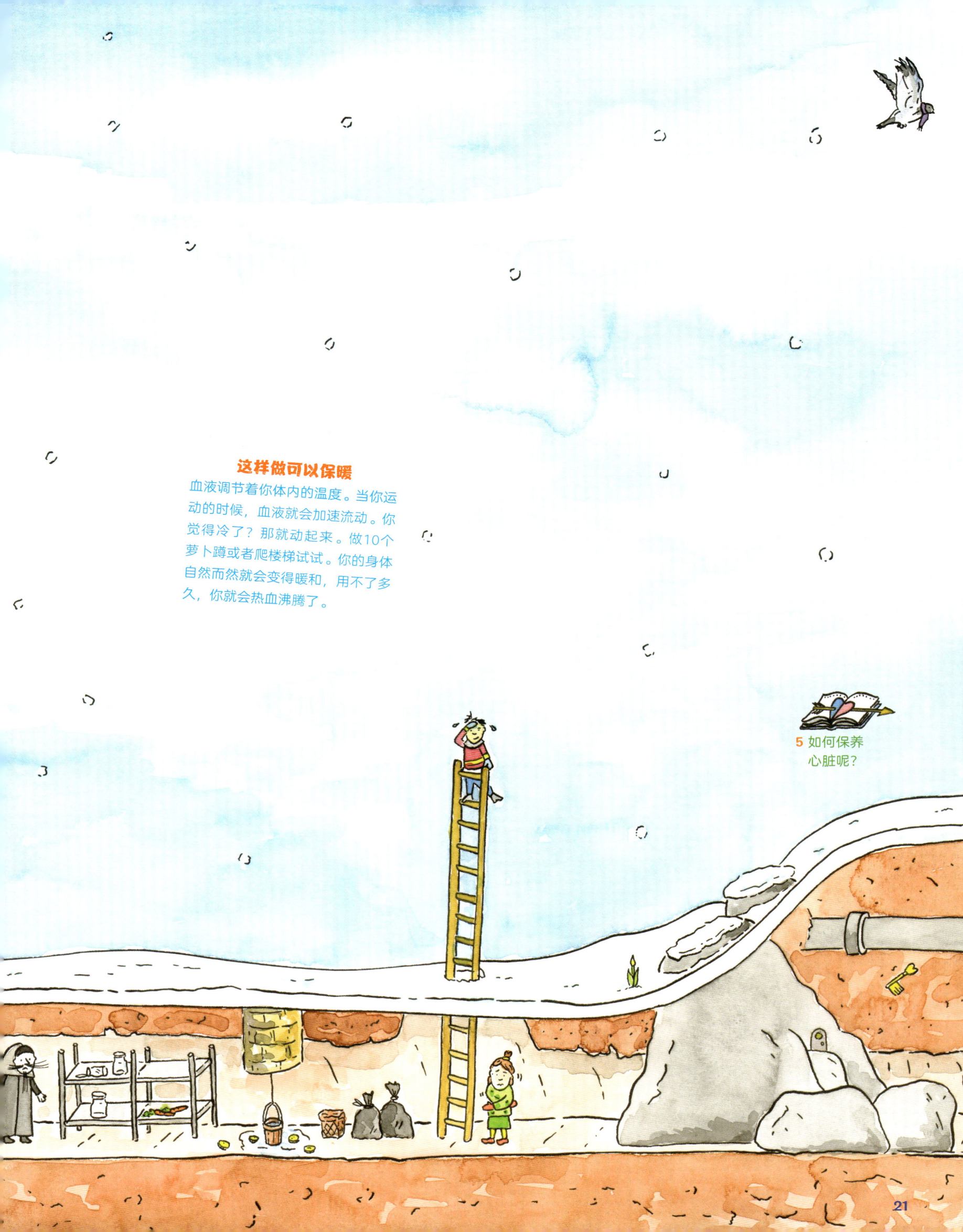

这样做可以保暖
血液调节着你体内的温度。当你运动的时候,血液就会加速流动。你觉得冷了?那就动起来。做10个萝卜蹲或者爬楼梯试试。你的身体自然而然就会变得暖和,用不了多久,你就会热血沸腾了。

5 如何保养心脏呢?

思念之心

没有了锅在火上噗噗作响，厨房变得冷冰冰、静悄悄的。

"嘿，孩子们！"面包师鲍德韦恩说，"你们的肚子也在咕咕作响吗？"

他们点点头，可鲍德韦恩却扭过头，深情款款地看着厨师克莱拉，"给，这是我用最后一把蔬菜专门为你烤的心形派。"他对克莱拉说。

克莱拉满脸通红。

"我们可以吃一块吗？"米拉问，"我们太饿了，而且……"她忍不住啜泣起来。

"你放宽心。"克莱拉说。

"我好想爸爸啊。"米拉说道，"我也很想念他给我烤的果仁蛋糕。"

克莱拉给了她一个大大的拥抱，鲍德韦恩切开了派。

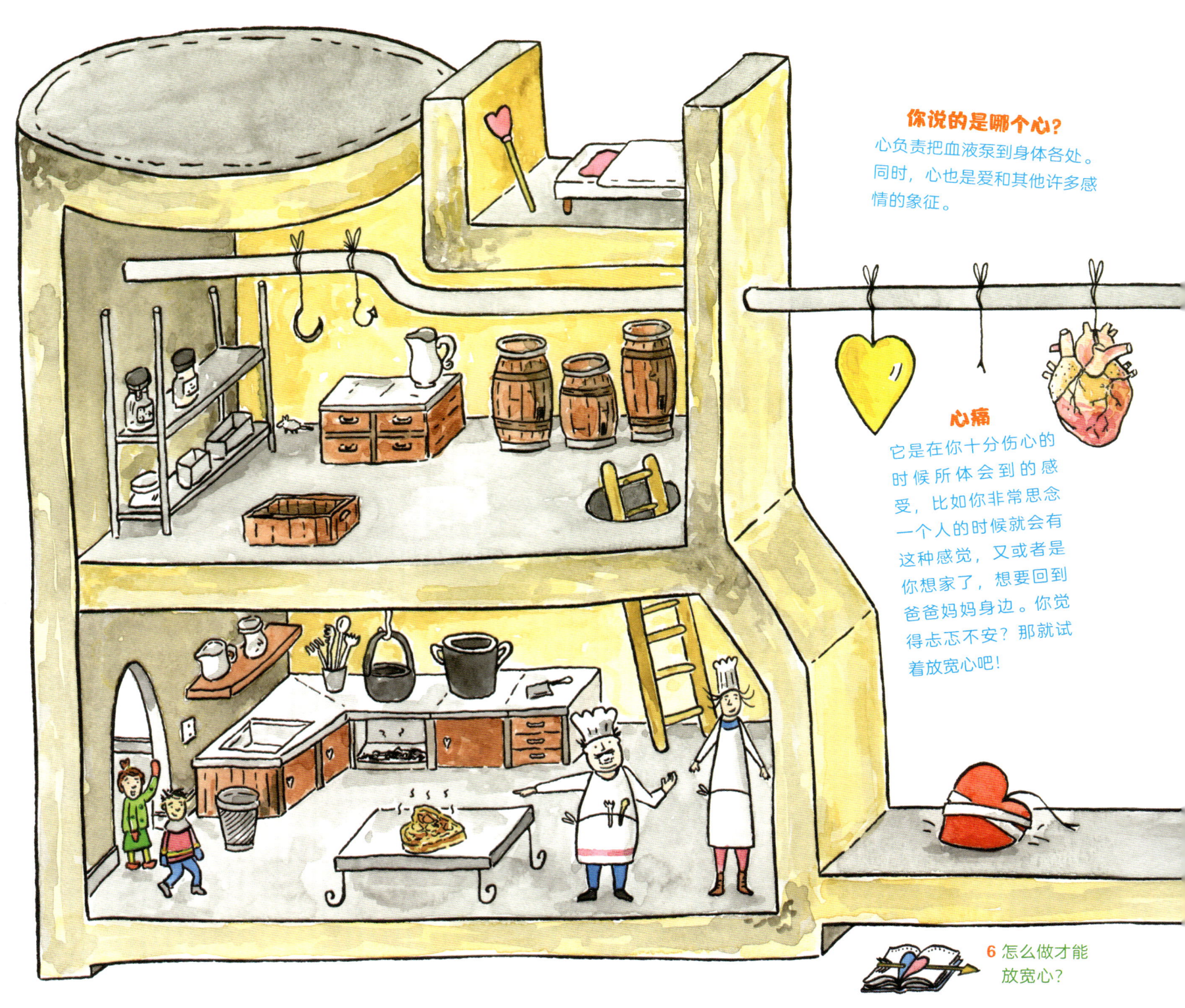

你说的是哪个心？
心负责把血液泵到身体各处。同时，心也是爱和其他许多感情的象征。

心痛
它是在你十分伤心的时候所体会到的感受，比如你非常思念一个人的时候就会有这种感觉，又或者是你想家了，想要回到爸爸妈妈身边。你觉得忐忑不安？那就试着放宽心吧！

6 怎么做才能放宽心？

健康饮食

不可不知的饮食小常识

健康的饮食对心脏来说十分重要。可是，到底什么该吃？什么不该吃呢？

小贴士：吃遍彩虹的所有颜色！

蔬菜水果捉迷藏

吃下它们，你就在不知不觉中摄入了更多的蔬菜和水果：

- 香蕉酸奶
- 西兰花汉堡包
- 水果冰沙
- 菠菜煎饼
- 胡萝卜蛋糕
- 便当盒里的樱桃番茄

哪些东西的糖或者脂肪含量特别高？

身体靠着消耗糖和脂肪才能维持你的运动和思考。可是，过多的糖和脂肪却会损害血管和心脏。糖或脂肪含量高的食物可以吃，但是不能吃得过多或者过于频繁。那么到底哪些东西含糖量或者脂肪含量特别高呢？

脂肪
小吃
冰激凌　黄油
巧克力
薯条

糖
糖果
果汁
碳酸饮料　曲奇
蛋糕

正确

菠菜、甘蓝加甜菜，
还有豆子别忘怀。
苹果、香蕉大口吃，
果仁、酸奶嘴里塞。
面包认准挑全麦，
心肌健壮又大块！

错误

太多、太甜、
太油、太咸，
都会给心脏带来风险。

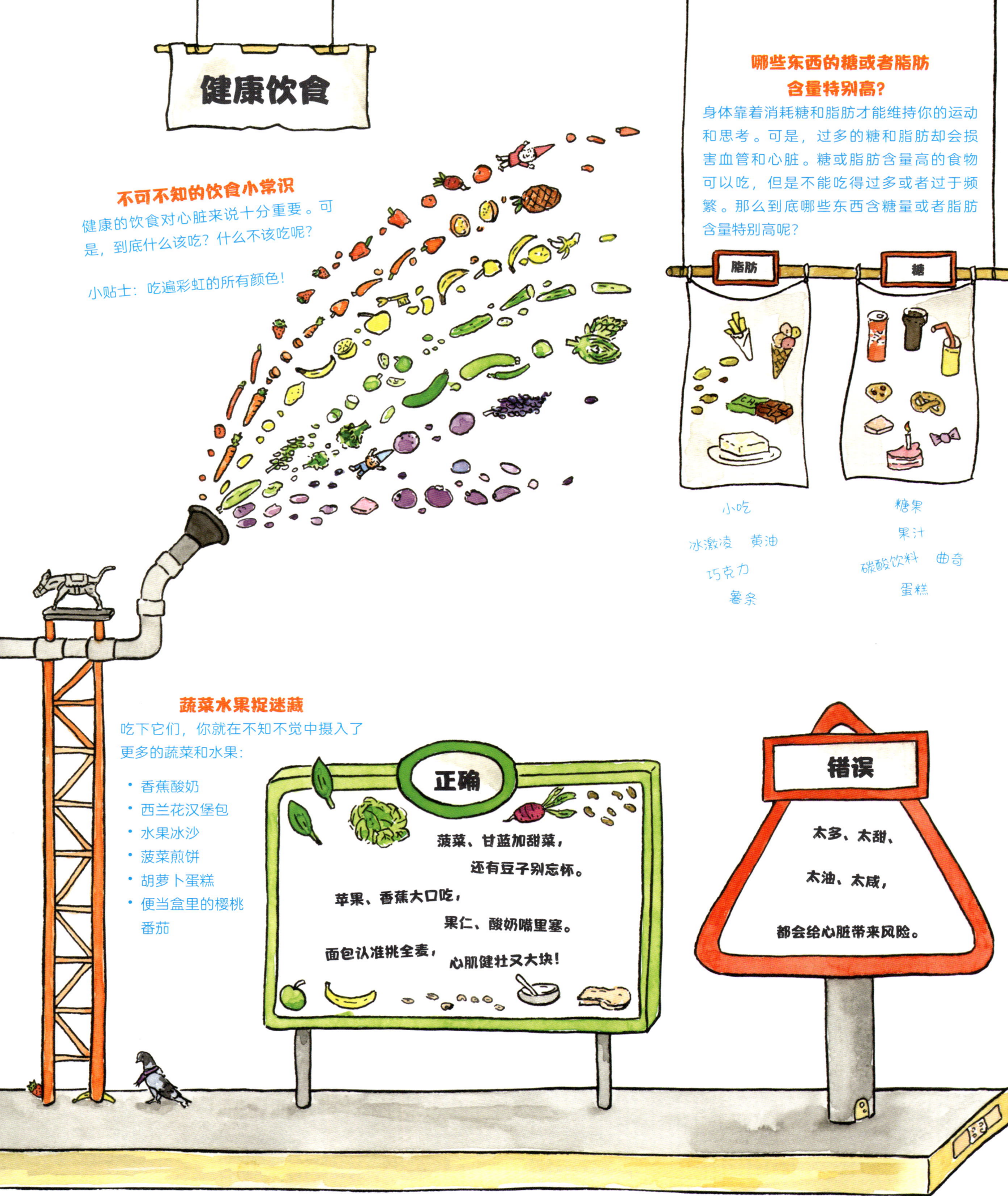

面无血色

"我们应该很快就能回家了吧？"爱莫问。他很想家。更糟糕的是，他并不是餐桌上唯一郁郁寡欢的人。

"我很担心。"西蒙面无血色地说，"我们只剩下三块木柴了。"

"食物也吃完了。"克莱拉说。

女木匠特露德叹了一口气："那块岩石太重了，没法轻易搬走。"

"新吊桥怎么样了？"米拉问铁匠亨德里克。

"森林里的居民们正在加紧建造。可是，我们得先把岩石弄走才行。那就得制定一套完善的方案。"他一边说，一边环顾餐桌，"只不过，光凭你们，不知道能不能行……"

"不要说丧气话，都别泄气！"女主人大声说道，"威廉，放音乐！"

乐手威廉演奏起大家最心爱的歌曲。可是，谁也没有随着音乐哼唱。被困在屋里动弹不得的时候，谁还有心思享乐呢？

欢迎你来到心脏城堡。
想看跳动的心脏，那就到这里找一找。
放松你的身体和大脑，
健健康康，眉开眼笑！

转两圈

血液在身体里的旅程叫作血液循环。血液绕全身一周会流经你的心脏两次。它会进行一次大循环和一次小循环。小循环把血液从心脏送到肺里，然后再送回心脏。大循环把血液从心脏送到你的身体里，然后再送回心脏。

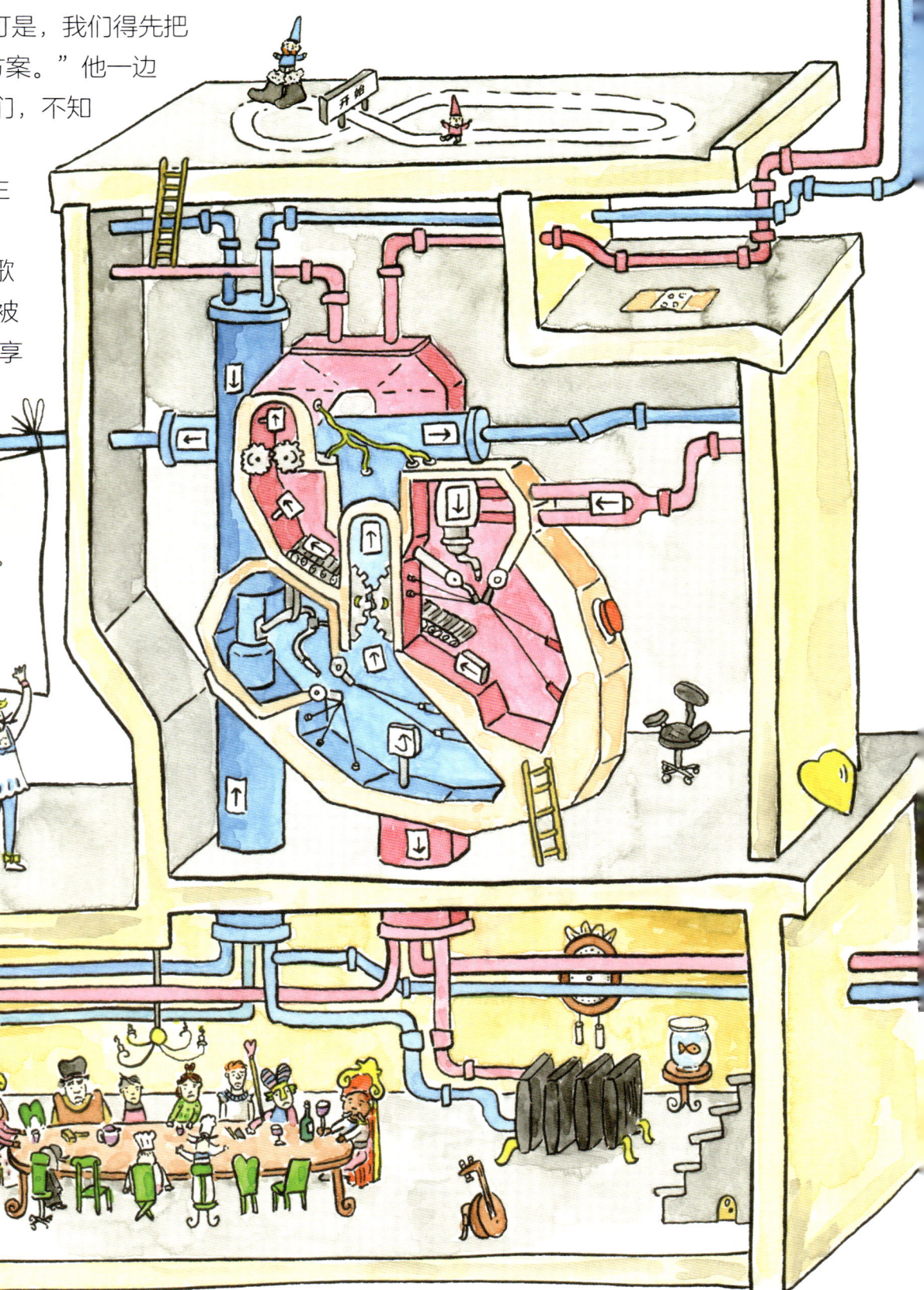

大循环和小循环

■ = 富氧
动脉把血液送离心脏

■ = 低氧
静脉把血液运回心脏

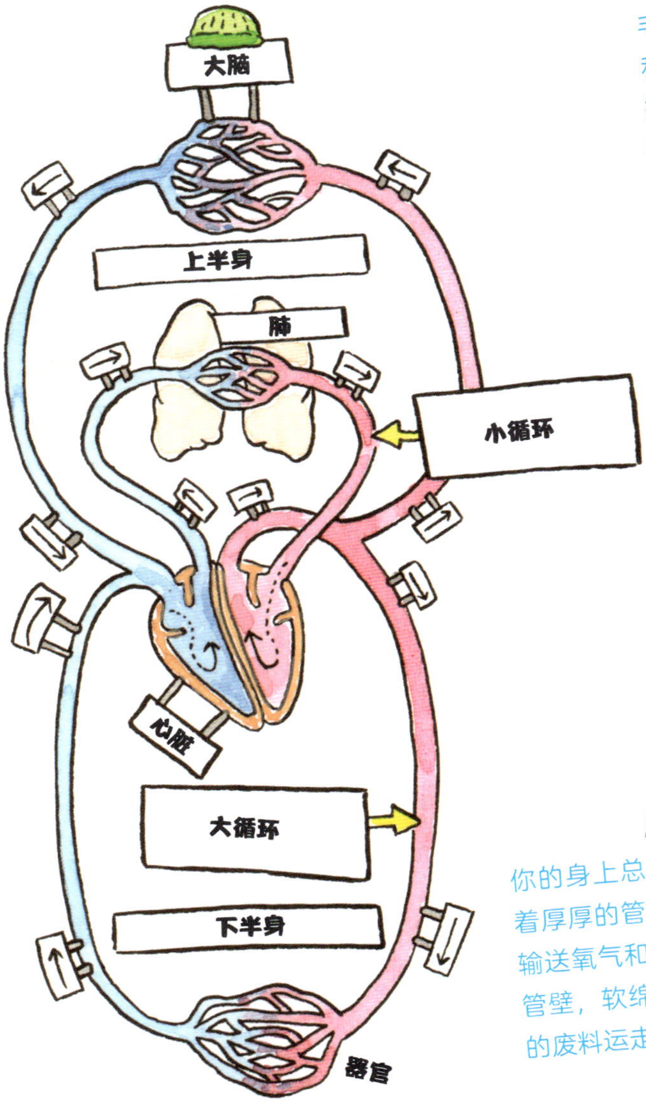

形似筛子

毛细血管是分布在你各个组织和器官里的微细血管。它们承担着重要的工作。它们为组织和器官提供氧气和养分，同时吸收和带走废料。这些东西从毛细血管的间隙中穿过，仿佛用筛子过滤了一遍似的。

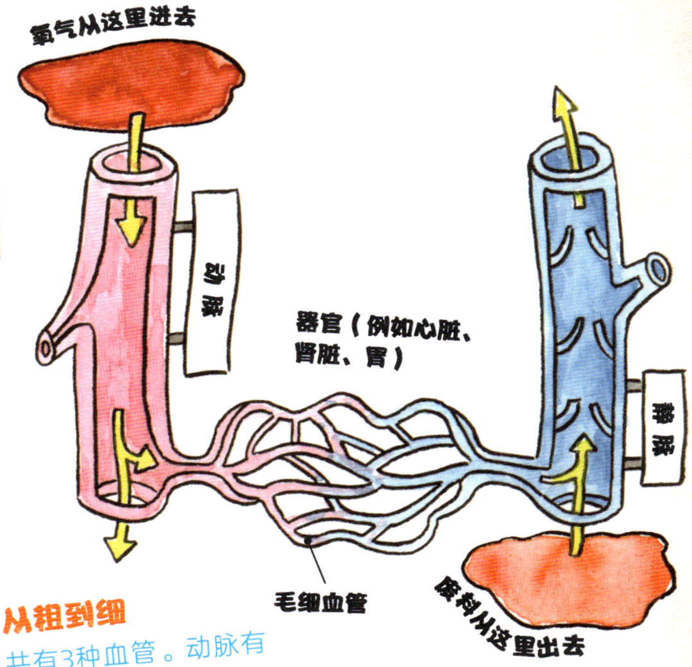

图示标签：大脑、上半身、肺、小循环、心脏、大循环、下半身、器官

图示标签：氧气从这里进去、动脉、器官（例如心脏、肾脏、胃）、静脉、毛细血管、废料从这里出去

从粗到细

你的身上总共有3种血管。动脉有着厚厚的管壁，十分结实。它负责输送氧气和养分。静脉有着薄薄的管壁，软绵绵的。它负责把血液里的废料运走。

毛细血管是3种血管之中最细的。它们分布在你所有的组织和器官里，直径只有头发的十分之一。

8 双色血液是怎么回事？

7 肉眼能看见静脉吗？

围绕地球两周半

血管是流淌着血液的细细的管道。你知道吗？如果把你身体里所有的血管加在一起，长度能达到大约10万千米，足足可以围绕地球两周半！

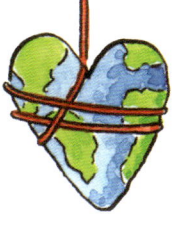

排出废物

"快点儿！"米拉冲着爱莫喊道。他正坐在马桶上。

爱莫叹了一口气。对他来说，排便成了一大难题。一想到他的妈妈、木头、吊桥……他就更拉不出来了。他深深地吸气、呼气，直到他的便便终于滑落粪坑，掉进护城河里。

米拉捏住鼻子，使劲砸门："喂！喂！谁拉得这么臭啊？我也憋不住了！"

上完厕所后，米拉说道："好了，这下儿轻松了！我们一起去外面吧！特露德已经把跷跷板做好了。"

"好主意。"爱莫说，"再不去，它就要被当成柴火烧掉了！"

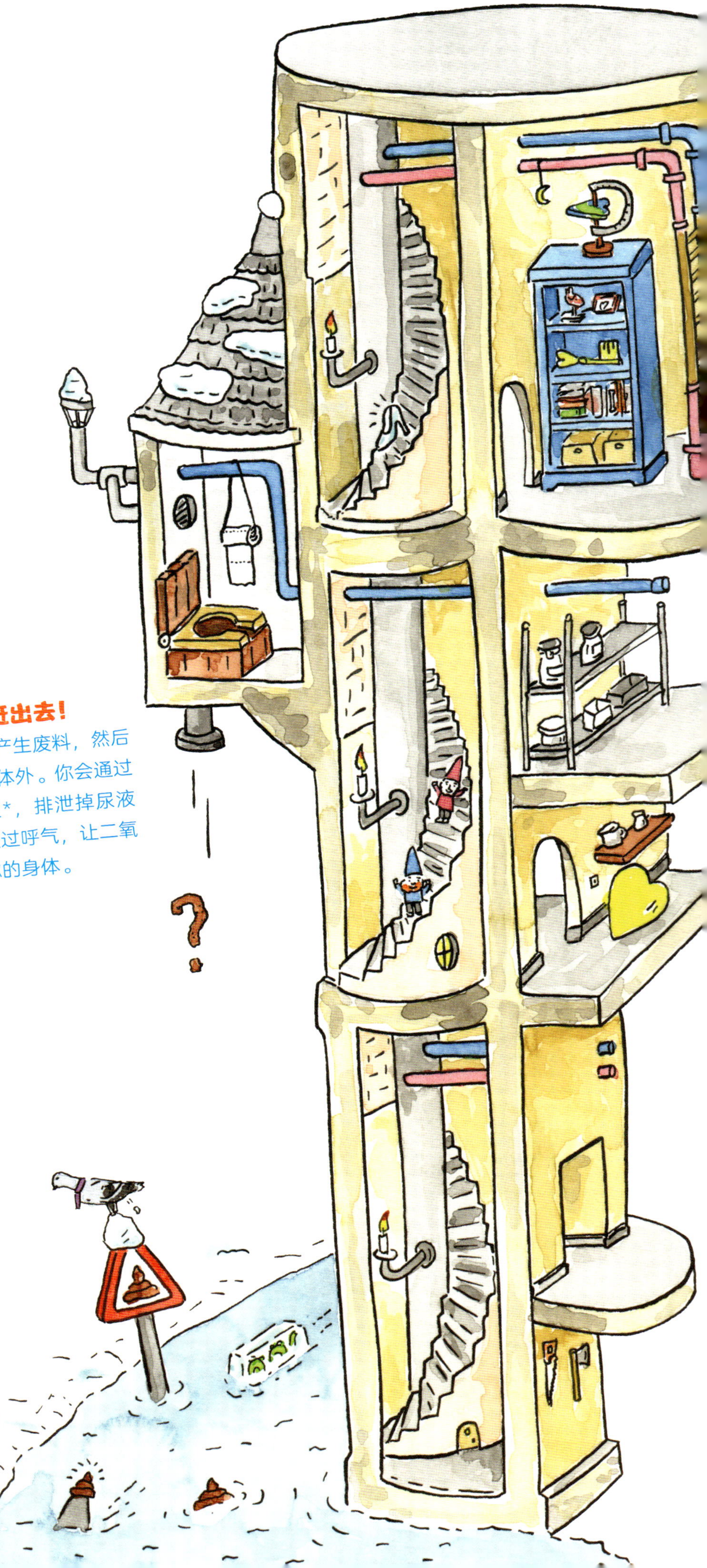

统统赶出去！
你的身体会产生废料，然后把它们排出体外。你会通过尿尿和便便*，排泄掉尿液和粪便；通过呼气，让二氧化碳离开你的身体。

生病的心
老化的血管一不小心就会被堵塞，就连心脏周围的血管也不例外。含氧血液难以在血管中通行，于是便会形成冠心病，一部分心肌由此失去了供血。这样一来，心脏就泵得不那么有力了。有时候，心脏会受到冠心病的影响而停止运转，不再跳动。这种现象就是心脏病发作。它可不能发作太长时间，要不然命就没了。

9 血管是怎么被堵塞的？

*想知道更多关于便便的事情吗？那就读一读《便便工厂》吧！

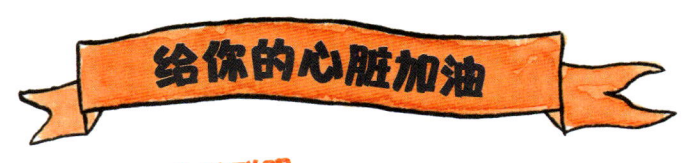

给你的心脏加油

户外锻炼 = 格外聪明

在户外步行和运动有益于你的肺和心脏。运动的时候，肌肉需要燃料和氧气。

在户外，每吸一口气，你就会把新鲜的空气吸入体内。所以，户外的锻炼和玩耍格外有益于健康。

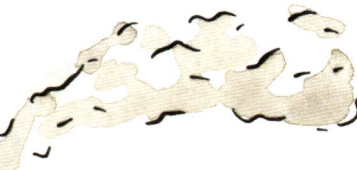

吸烟 = 有毒

吸烟有损肺和心脏的健康。有毒物质随着香烟产生的浓烟进入血液，导致血管阻塞，氧气难以通行。香烟中的有毒物质还会损伤肺泡。于是，就连呼吸、爬楼梯这类普普通通的事情都变得无比困难。

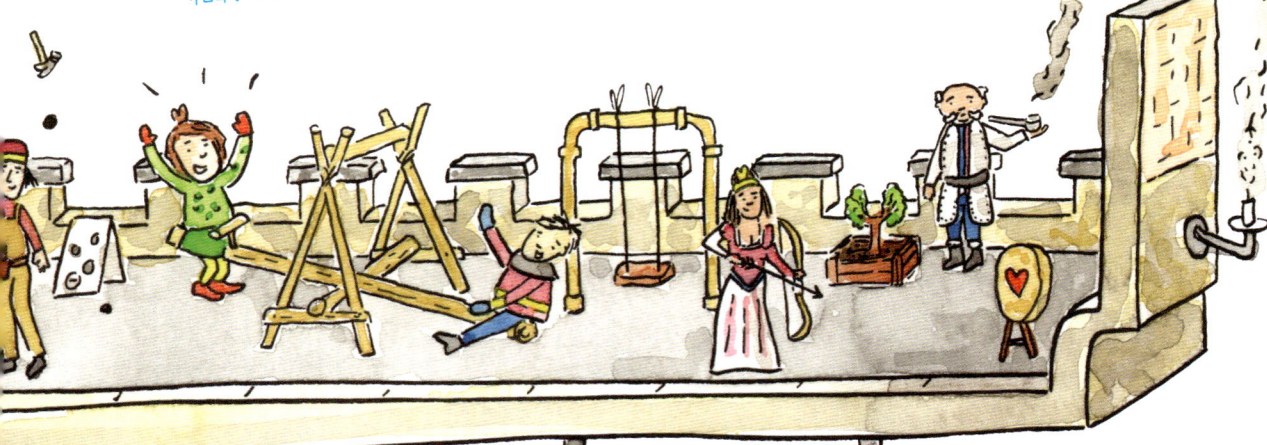

去户外玩耍和锻炼

城堡里的人们爬上楼顶，在冬日的寒气里一边呼吸新鲜空气，一边运动。

"你们愿意一起运动真是太好了！"女主人对米拉和爱莫说。

"呃，还是放过我吧。"领主一边说，一边点燃了烟斗。

"快停下！"他的妻子喊道，"你的心脏会受不了的。"

爱莫和米拉坐到跷跷板上。爱莫用脚使劲一蹬。

"哎哟哟！我差点儿飞到天上去了！"米拉喊道。

爱莫哈哈大笑："要是那块岩石也能飞上天就好了。"

"你说什么？"米拉问。忽然，她想到了一个主意。"我有办法了。听好了……"

"太棒了！"爱莫说，"我们应该去告诉洛姆。如果他真像大家说的那样聪明，那么他一定能帮到我们。"

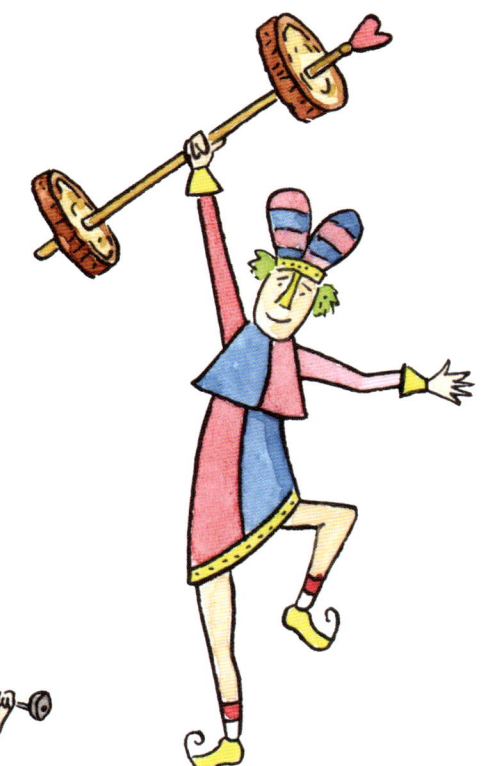

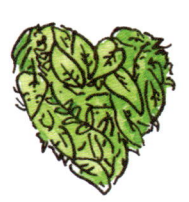

铿锵有力的心

你的心脏主要由肌肉构成。经常使用的肌肉会变得更大、更强。每当你骑车、跑步和进行其他运动的时候，心脏就会加快跳动，你的血液也会加速流动。你运动得越频繁，心脏就越强壮。血液被快速泵往身体各处，从而保障了血管的柔软性，同时也让你充满活力。

运动起来

为什么运动很健康，而久坐就不健康呢？运动不仅有益于你的肺和心脏，还有益于你的肌肉、骨骼和大脑。坚持运动的你会睡得更香，体重更合理，学习更有效率。你会感觉好极了。运动真的很有意思。所以，不要久坐超过半个小时，运动起来吧！

27

来自心底的呐喊

"我不敢。"当他们来到洛姆的塔楼时,米拉说,"他会生气的。"

"我们一起上去。"爱莫一边说,一边沿着楼梯往上走。

米拉跟在他的身后。她的心简直要从嗓子眼儿里蹦出来了。

"谁啊?"洛姆朝着楼下喊道,"别来烦我!"

米拉鼓足勇气,大声喊道:"是我们!我们有一套方案!能让我们过桥的方案!"

楼上鸦雀无声。米拉和爱莫继续爬,径直来到塔楼的尖顶上。

洛姆站在他们面前。他缓缓地转过身。晶莹的泪珠在他的眼眶里打转。可是,他的脸上却洋溢着喜悦。

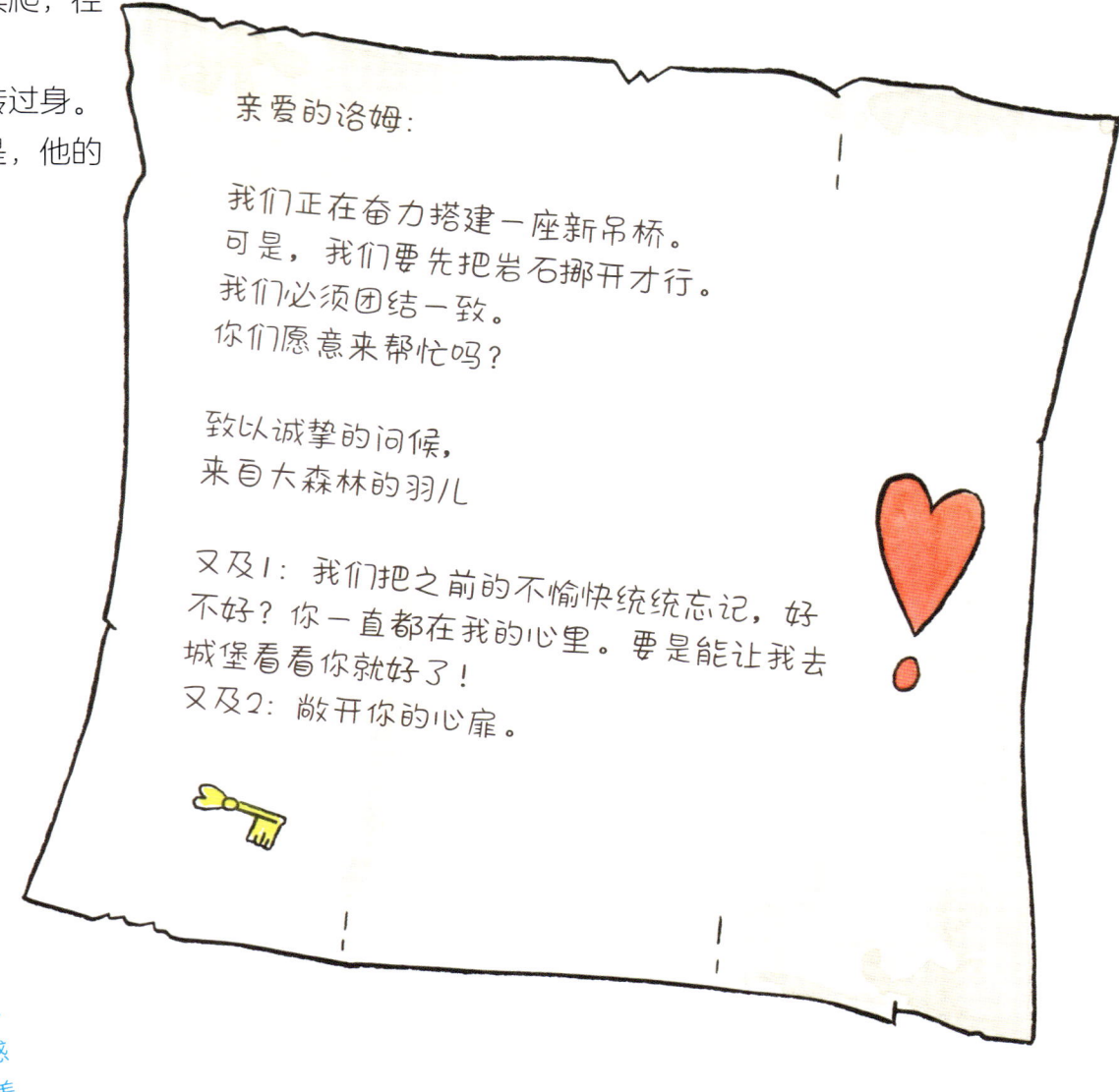

亲爱的洛姆:

我们正在奋力搭建一座新吊桥。
可是,我们要先把岩石挪开才行。
我们必须团结一致。
你们愿意来帮忙吗?

致以诚挚的问候,
来自大森林的羽儿

又及1:我们把之前的不愉快统统忘记,好不好?你一直都在我的心里。要是能让我去城堡看看你就好了!
又及2:敞开你的心扉。

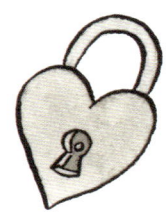

开锁还是关锁

心扉可以打开或关闭。这当然不是真正意义上的打开和关闭。只不过,有时候,你会因为不想让别人感到失望或者不想被别人伤害,而将自己的心上了锁。关上心门可能会带给你短暂的安全感:谁都伤害不到你。可是,关上了心门,你就什么都感受不到了。只有敞开心扉,才能拥抱这美好的世界。

10 你敞开心扉了吗?

"怎么了?"米拉问。

"我的心碎了。"洛姆说,"之前碎了。不过,鹏鹏刚刚给我送来了这张字条。"

"我终于等到这一天了。"洛姆松了一口气,"原来她还是在意我的。可是,她说的'敞开你的心扉'到底是什么意思呢?"

"意思就是你得走出塔楼,听从自己内心的声音。"爱莫说。

鹏鹏朝着米拉飞去,落在了她的胳膊上。

"是信鸽,这就方便多了!"米拉看着爱莫,"我们让它给你的妈妈和我的爸爸捎个信,好吗?"

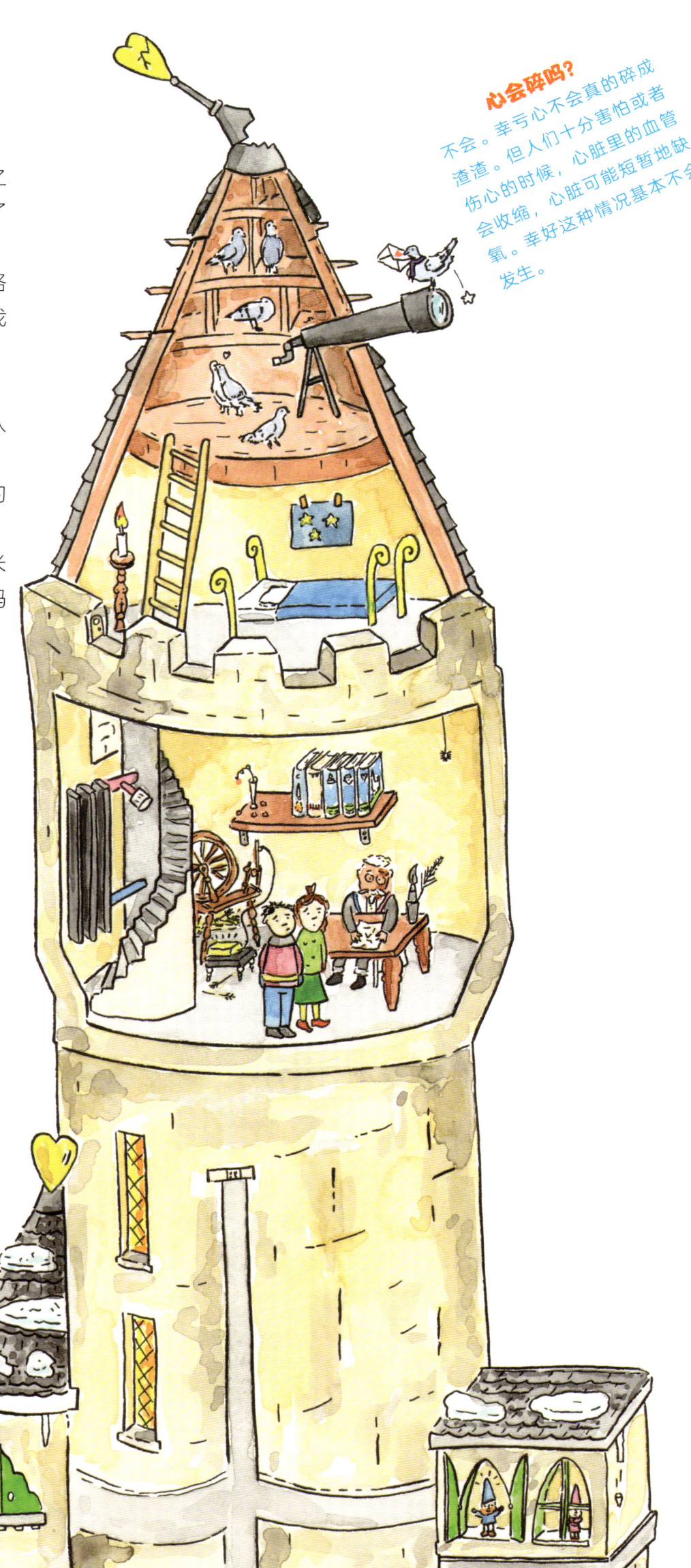

心会碎吗?
不会。幸亏心不会真的碎成渣渣。但人们十分害怕或者伤心的时候,心脏里的血管会收缩,心脏可能短暂地缺氧。幸好这种情况基本不会发生。

好主意！

米拉和爱莫坐在洛姆的桌子跟前，把自己的计划画在纸上。

"这个想法真不错！"洛姆说，"你们倒是让我想到了一个主意！"他拿起一张纸，画起草图来。"等一下，我要让其他人也看看这张草图。"他把草图夹在腋下，吹着口哨走出塔楼，朝着工作室走去。

米拉和爱莫奔向大厅，寻找威廉。

"身为城堡的乐手，我堪称无所不能。"他说，"我来教你们写诗。快把鹅毛笔拿来！"

米拉和爱莫用笔头蘸了蘸墨水。

"准备好了吗？"威廉说，"那就落笔写下你们自己的心声吧！"

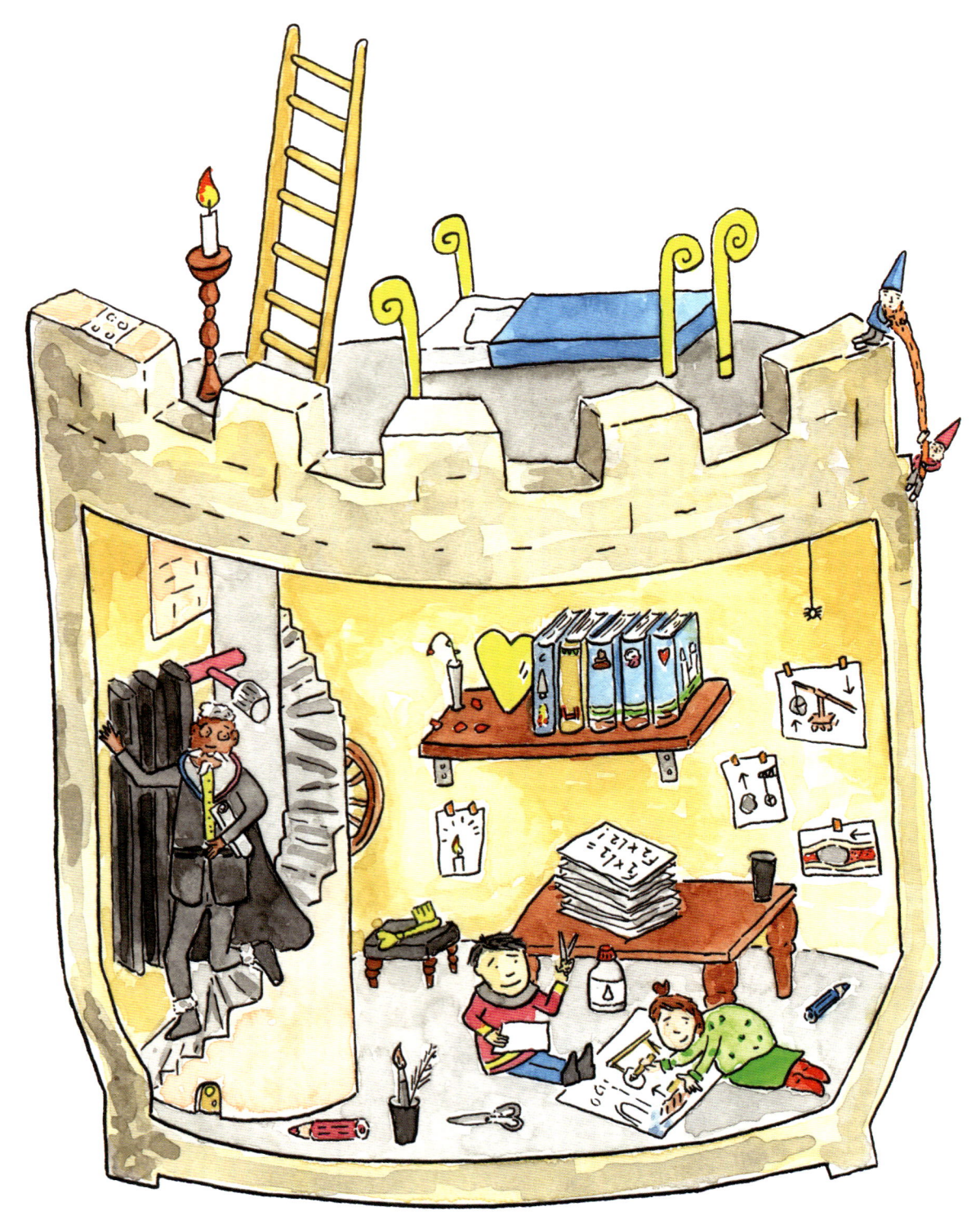

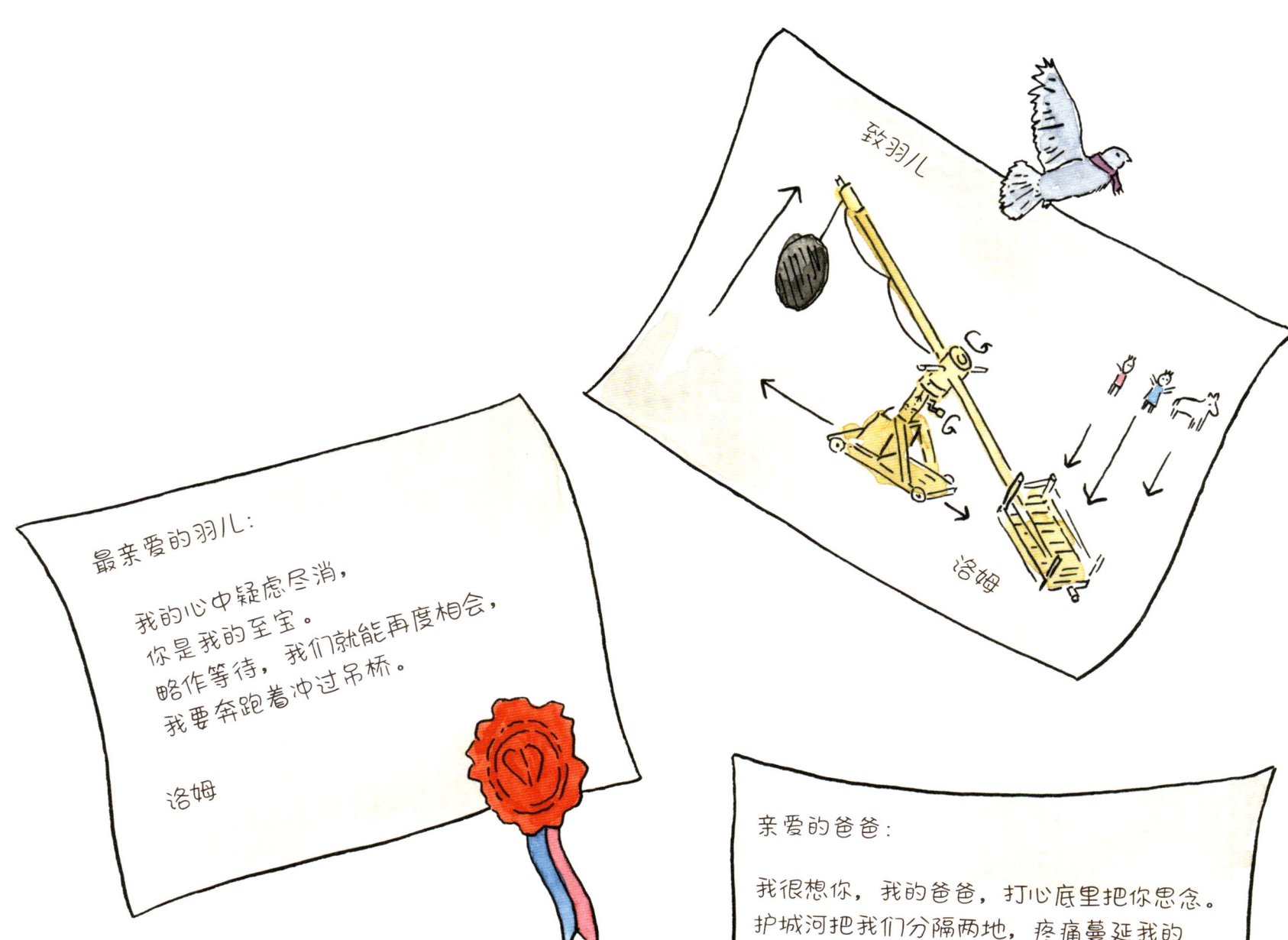

致羽儿

洛姆

最亲爱的羽儿:

我的心中疑虑尽消,
你是我的至宝。
略作等待,我们就能再度相会,
我要奔跑着冲过吊桥。

洛姆

亲爱的爸爸:

我很想你,我的爸爸,打心底里把你思念。
护城河把我们分隔两地,疼痛蔓延我的心间。
我想念你的拥抱和你烤的蛋糕。
期盼赶快回到你的身边。

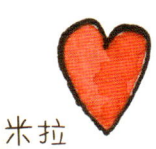

米拉

又及1:洛姆还是很喜欢羽儿。
又及2:我们已经有方案了!洛姆把它画了出来,信鸽鹏鹏会把它交到羽儿的手上。

嗨,妈妈:

我好想回到你的身旁,
我要在你的身边把你依傍。
一同担当忠实的守卫,
守护心脏城堡的安康。

来自爱莫的问候

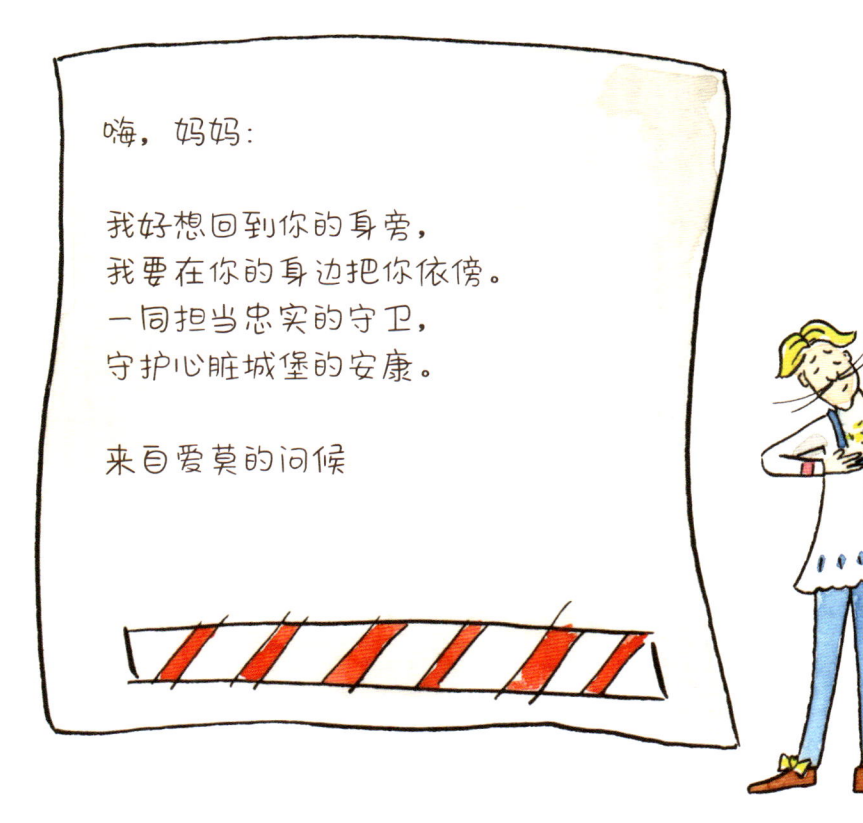

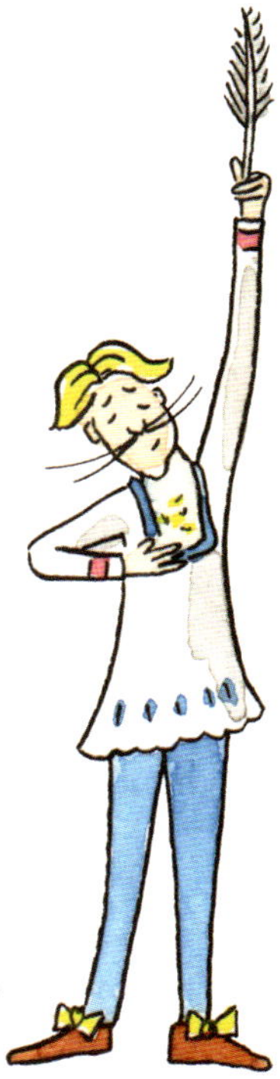

策划方案

两天后。

工作室没有传出敲打和撞击的声音。火已经熄灭了,屋子里滴水成冰。

"还要等多久?"米拉问。她的声音十分微弱。爱莫没日没夜地咳嗽。

"今天早上,鹏鹏送来了消息。"亨德里克说,"当我读到森林里的居民们是怎么不辞辛劳地建造吊桥时,我的心都融化了。现在轮到我们了!我们只需要把吊桥上的锁链做好就行了。它已经快要完成了。但是……"

"但是什么?"米拉问。

"我们没有木头了,没法生火,所以我们无法把最后几个环锻制成链了。"

"我们一定能想到办法的。"特露德说。可是,她的表情和亨德里克一样沮丧。

爱莫思索了一阵子。突然,他的心猛跳了几下。他有办法了!米拉送给他的心!那颗心挂在他的床头,他每晚都会盯着它看。可是,他们没有别的办法了。

米拉读懂了他的想法:"我送给你的心……"

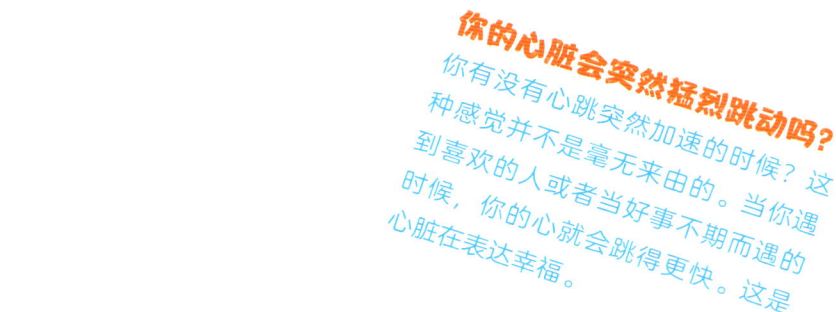

你的心脏会突然猛烈跳动吗?
你有没有心跳突然加速的时候?这种感觉并不是毫无来由的。当你遇到喜欢的人或者当好事不期而遇的时候,你的心就会跳得更快。这是心脏在表达幸福。

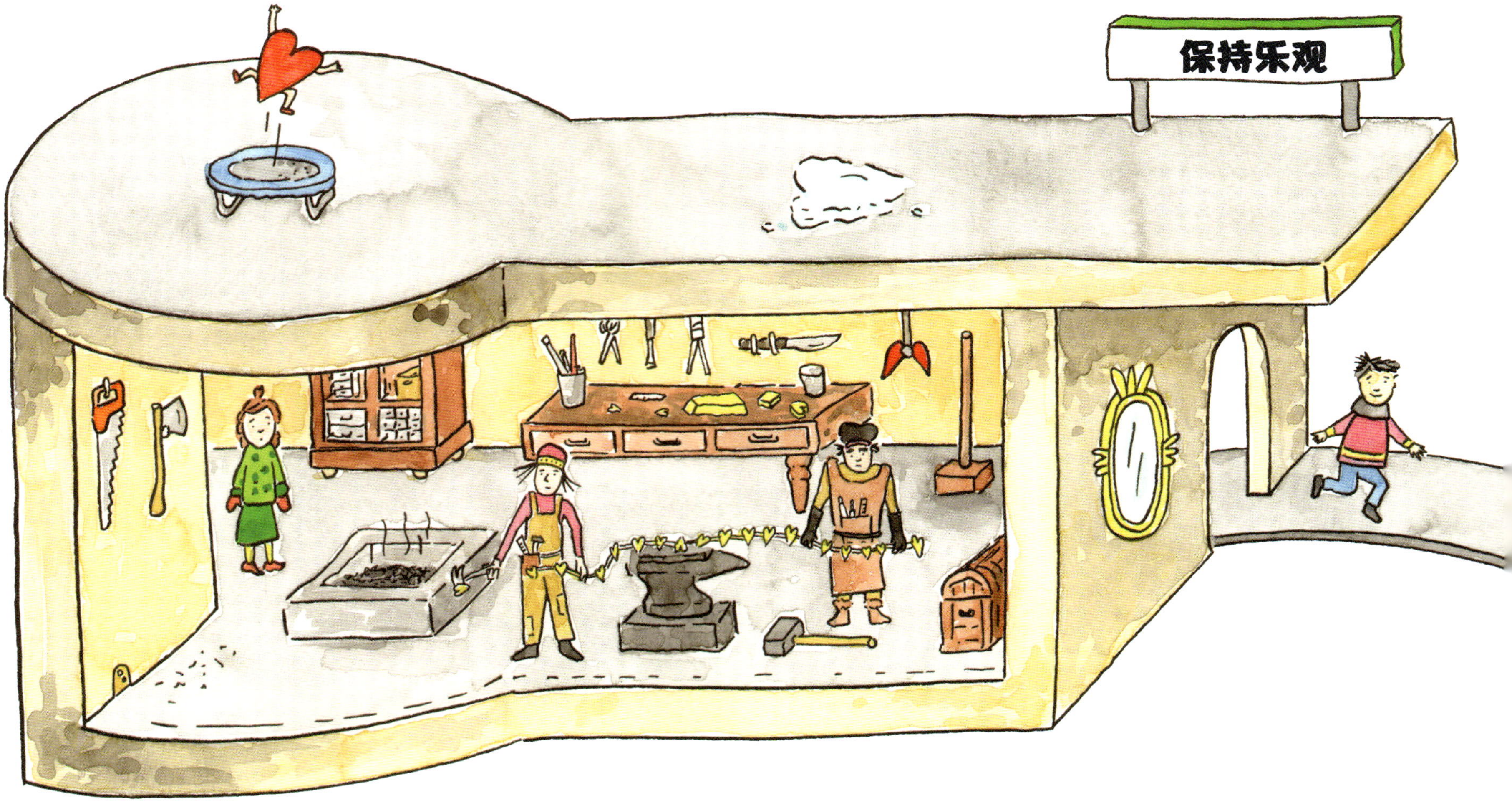

保持乐观

嘿哈心脏小测验！

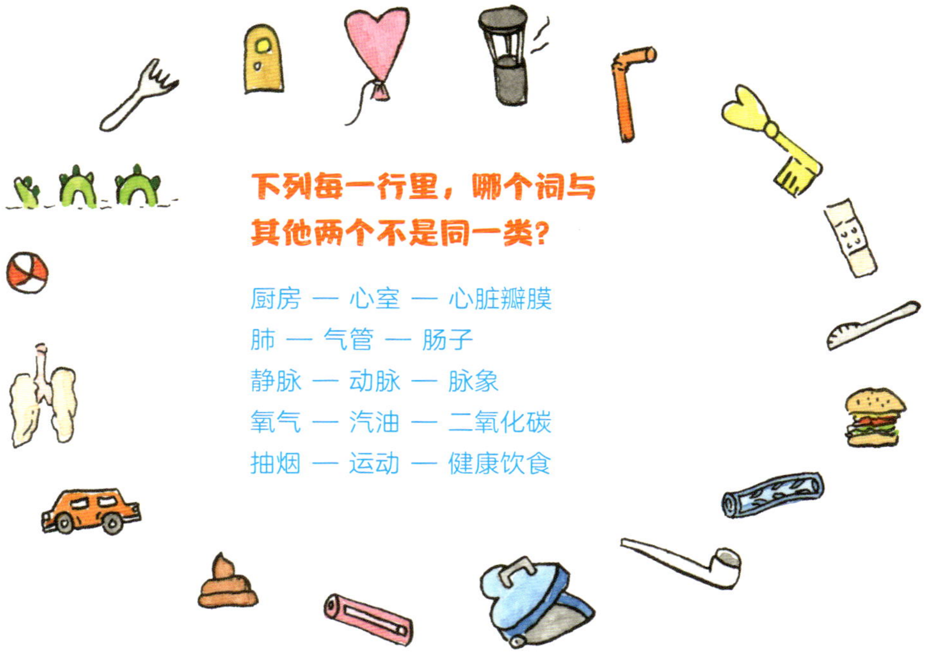

下列每一行里，哪个词与其他两个不是同一类？

厨房 — 心室 — 心脏瓣膜
肺 — 气管 — 肠子
静脉 — 动脉 — 脉象
氧气 — 汽油 — 二氧化碳
抽烟 — 运动 — 健康饮食

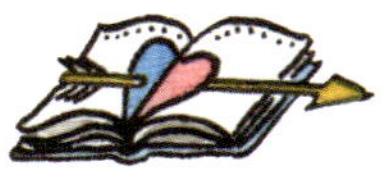

猜一猜

仔细看看下面这4张图片。它们对应的分别是哪一句话？

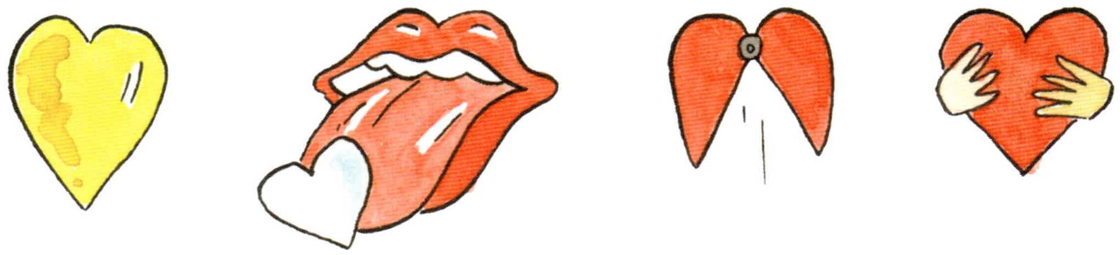

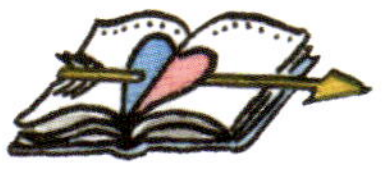

1. 拥有一颗金子般的心
2. 心直口快
3. 倾吐心声
4. 忧心忡忡

A. 说出内心的想法和感受。
B. 担心事情会往不好的方向发展。
C. 想到什么就说什么。
D. 很善良，也十分关心别人。

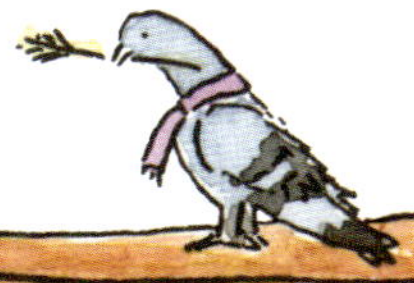

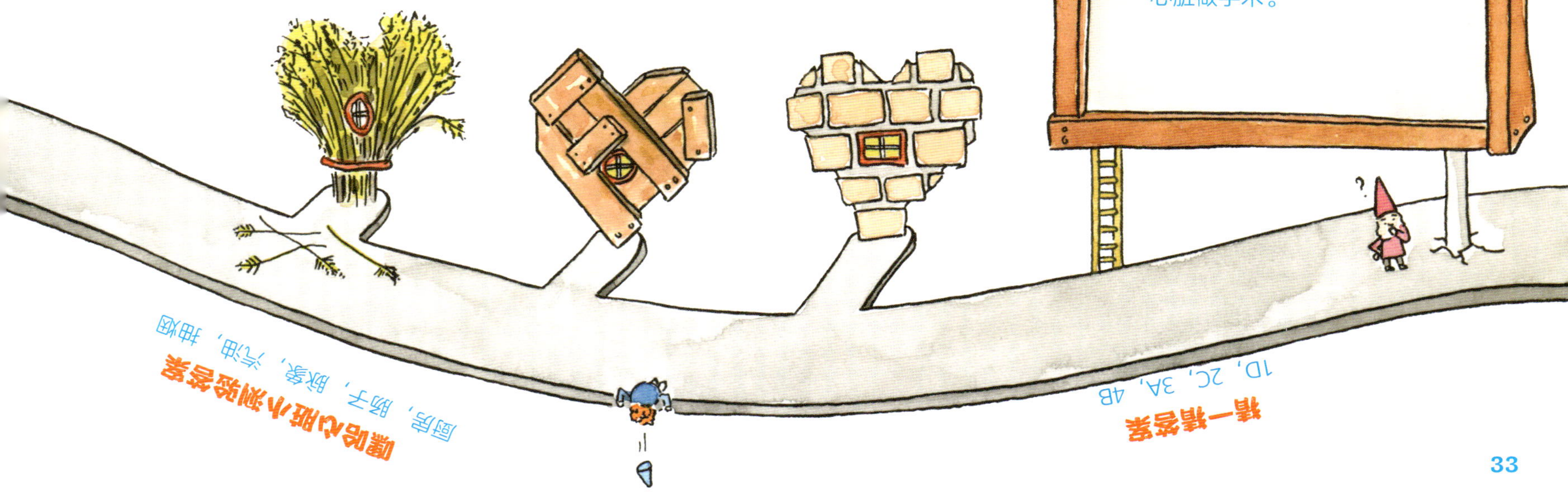

11 担忧还是乐观？

忐忑的心

对身体来说，担忧可不是一件好事。如果你的心里总是思考着可能发生的事，焦虑就会进入你的血管和心脏。带给你焦虑的正是你的思考。所以，大声地对你装满天灾人祸的大脑喊停。停止负面思考，采取点儿行动。运动尤其有助于安抚忐忑的心。你是不是每到夜里就担忧得睡不着？那就试试"睡衣瑜伽"吧。

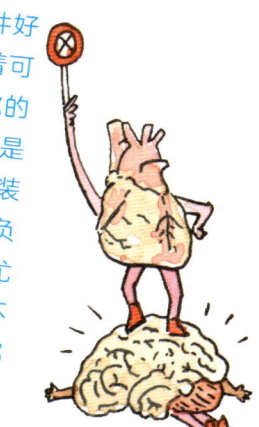

12 睡衣瑜伽是什么？

结构异常

每100个孩子中就有1个是带着心脏问题出生的。如果他/她的心脏结构异常，那么他/她的精力往往不那么充沛，需要通过吃药来控制这个问题，甚至还要做手术。幸好心脏医生都很厉害，他们甚至能给小婴儿的心脏做手术。

嘿哈心脏小测验答案：厨房，肠子，脉象，汽油，抽烟

猜一猜答案：1D, 2C, 3A, 4B

心神不宁

特露德和亨德里克的任务完成了。大厅里,城堡里的人都心神不宁地等待着来自森林的消息。他们倒完最后一滴黑莓汁,举杯庆祝。威廉演奏起大家最心爱的歌曲。这一次,所有人都轻声地唱了起来。

眼看着夜幕就要降临,鹏鹏飞进了城堡。

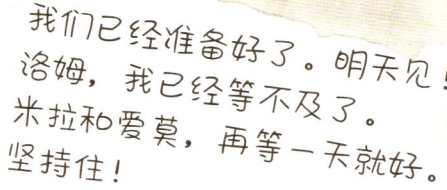

我们已经准备好了。明天见!
洛姆,我已经等不及了。
米拉和爱莫,再等一天就好。
坚持住!

来自羽儿、樵夫、守卫和森林里所有居民的问候

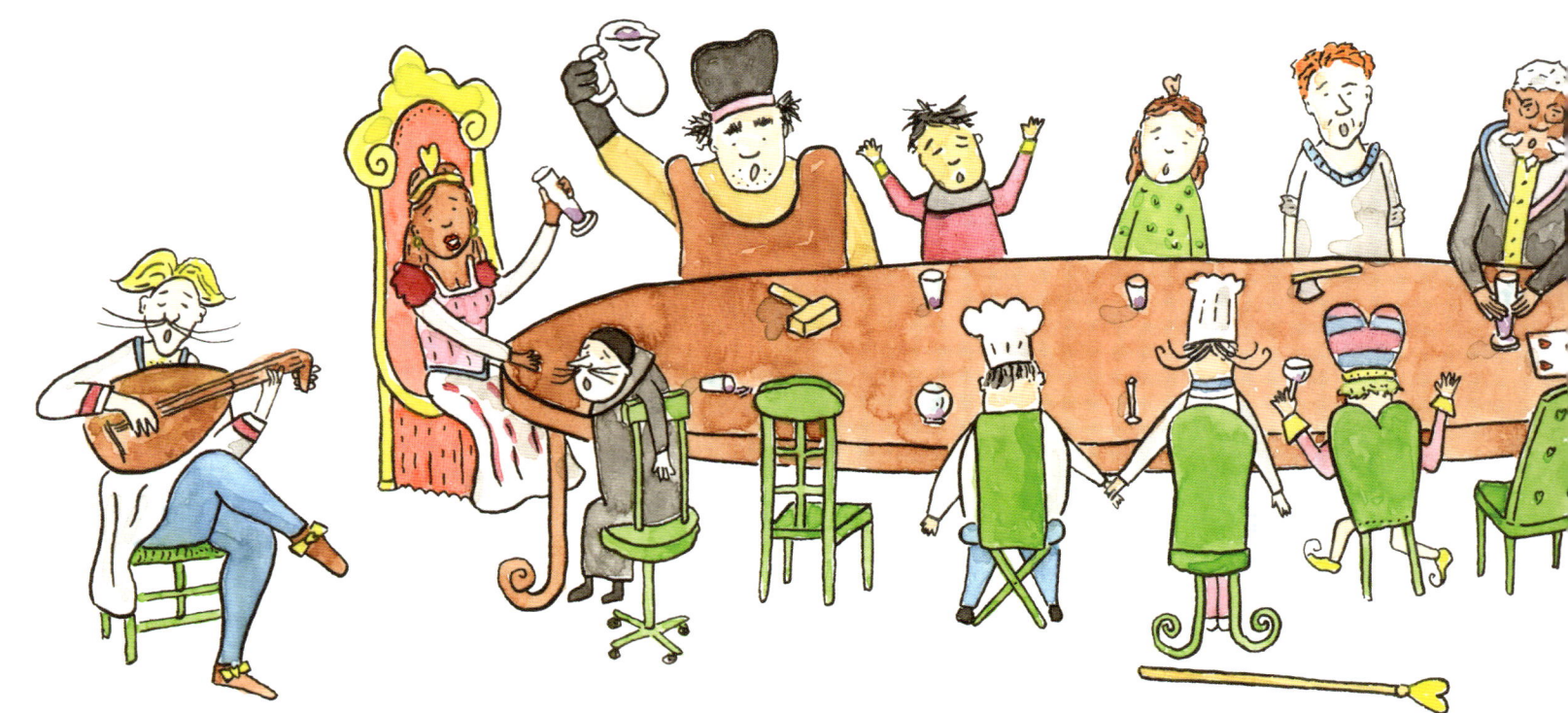

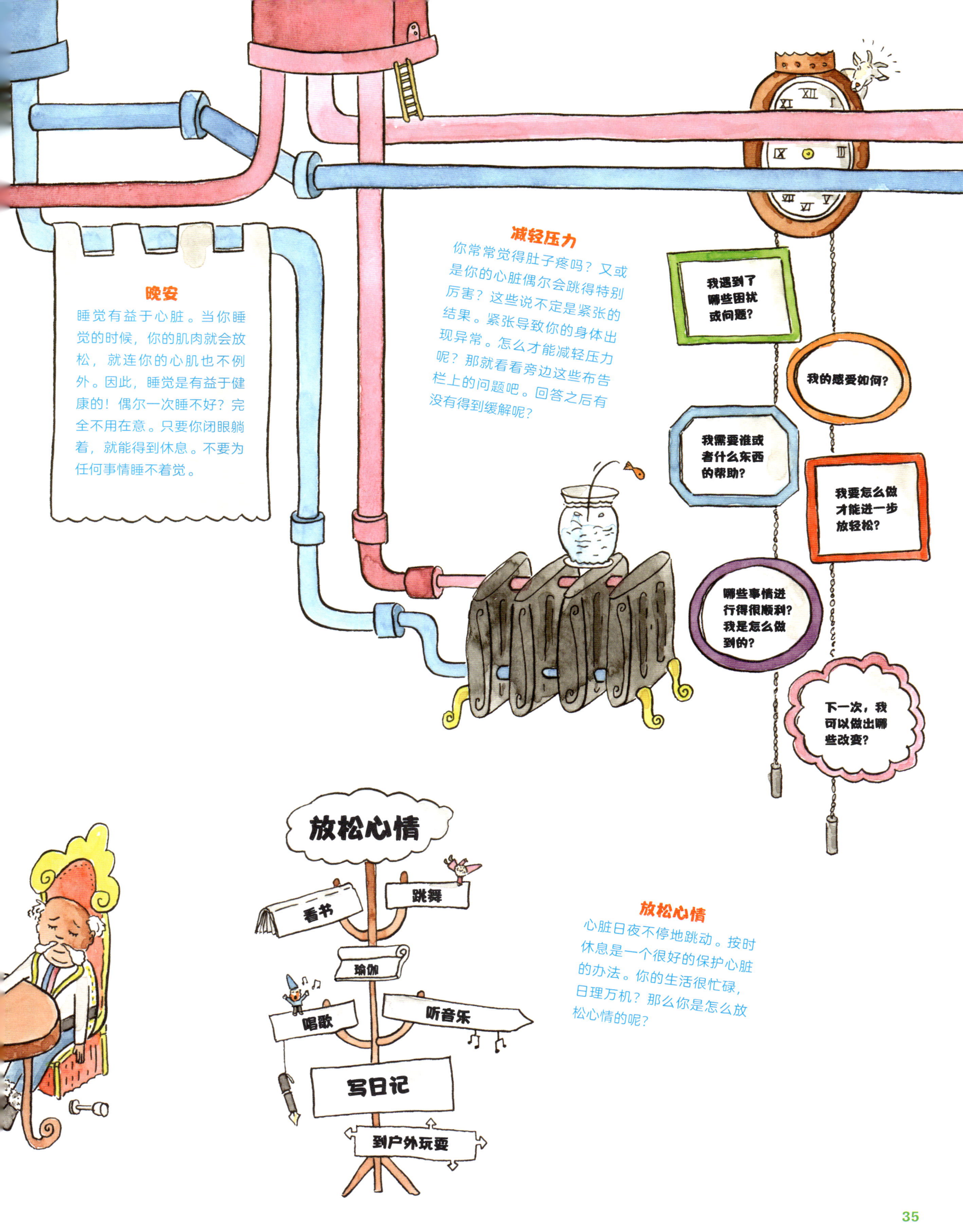

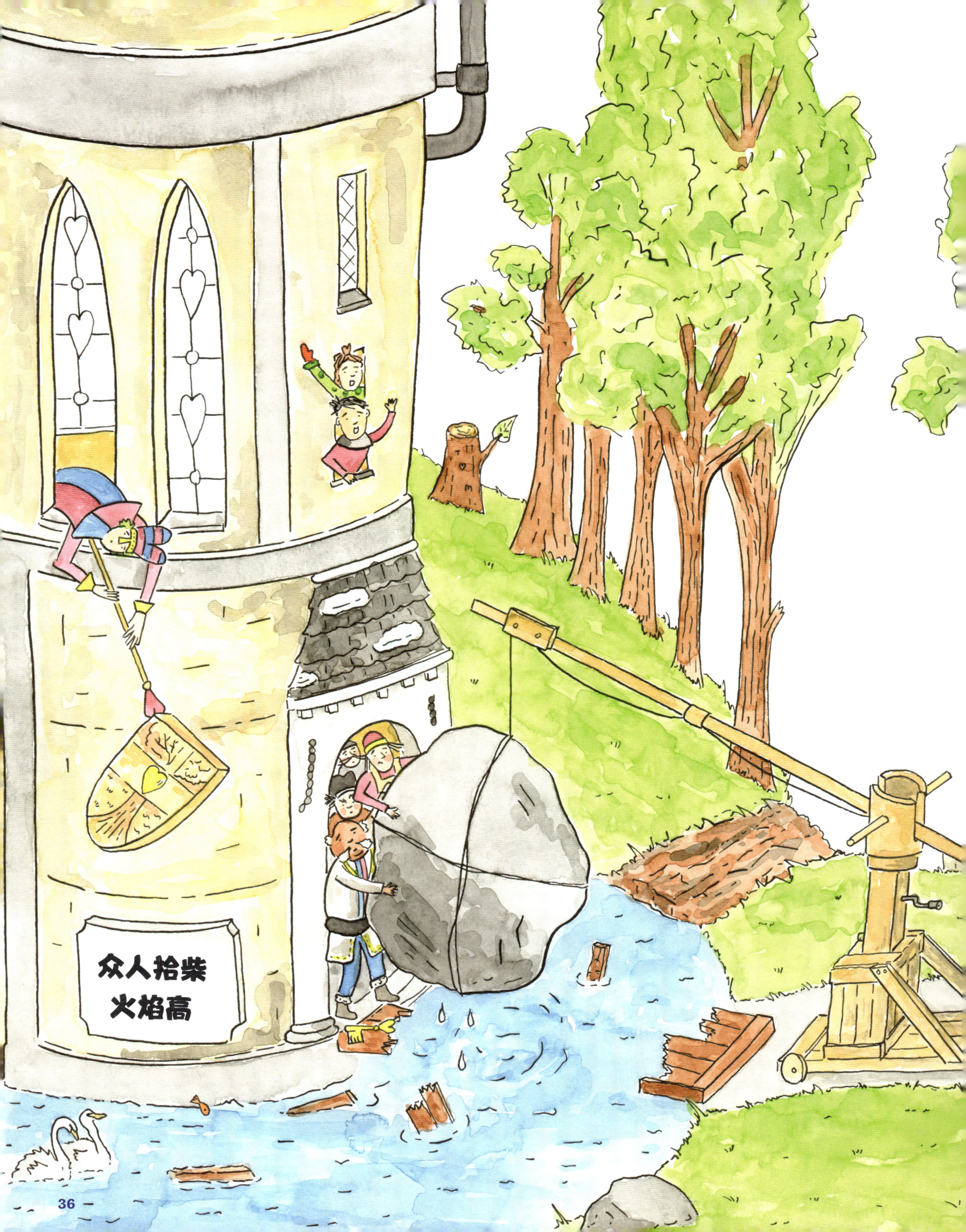

全心全意

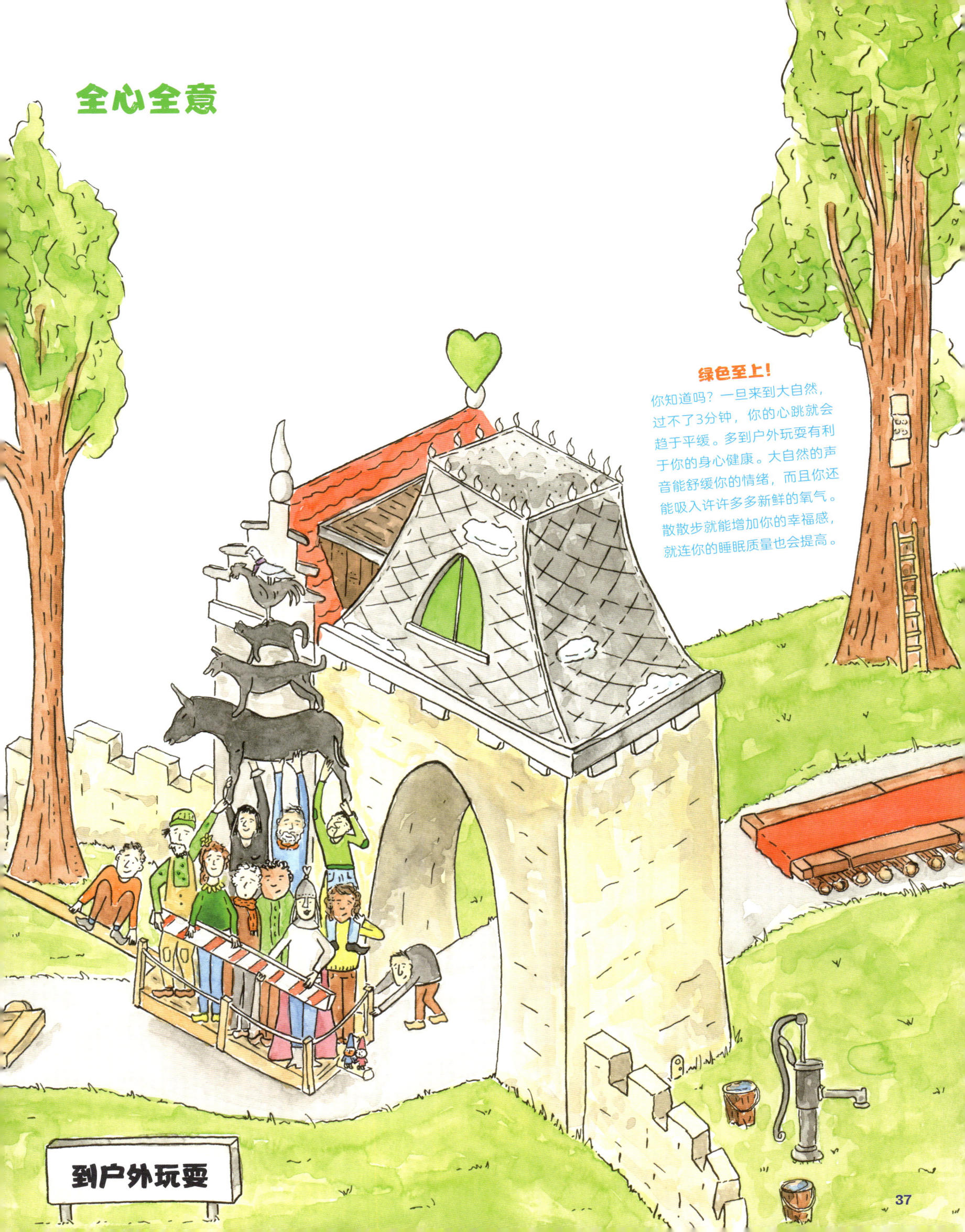

绿色至上！
你知道吗？一旦来到大自然，过不了3分钟，你的心跳就会趋于平缓。多到户外玩耍有利于你的身心健康。大自然的声音能舒缓你的情绪，而且你还能吸入许许多多新鲜的氧气。散散步就能增加你的幸福感，就连你的睡眠质量也会提高。

到户外玩耍

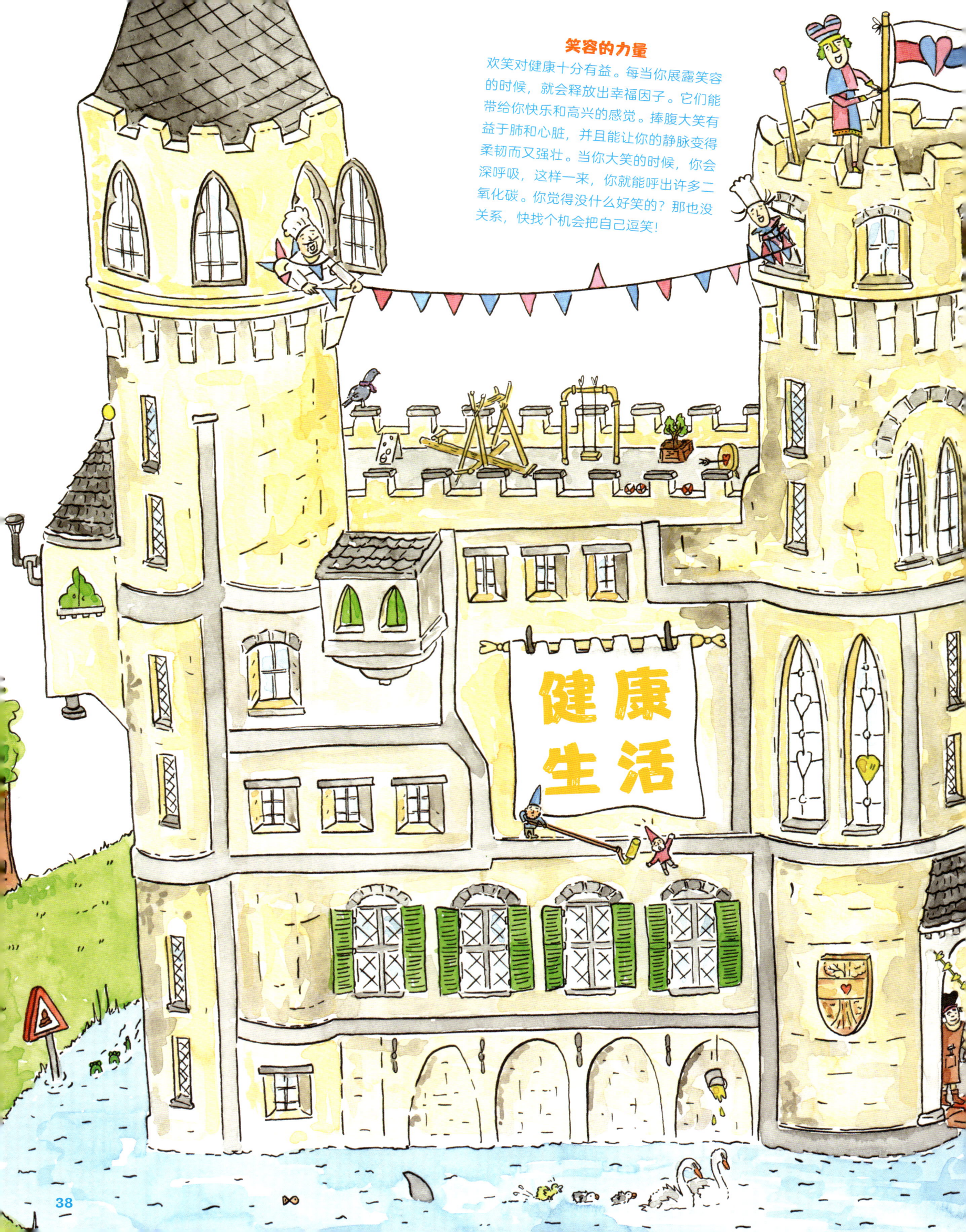

笑容的力量

欢笑对健康十分有益。每当你展露笑容的时候,就会释放出幸福因子。它们能带给你快乐和高兴的感觉。捧腹大笑有益于肺和心脏,并且能让你的静脉变得柔韧而又强壮。当你大笑的时候,你会深呼吸,这样一来,你就能呼出许多二氧化碳。你觉得没什么好笑的?那也没关系,快找个机会把自己逗笑!

健康生活

重新跳啊跳

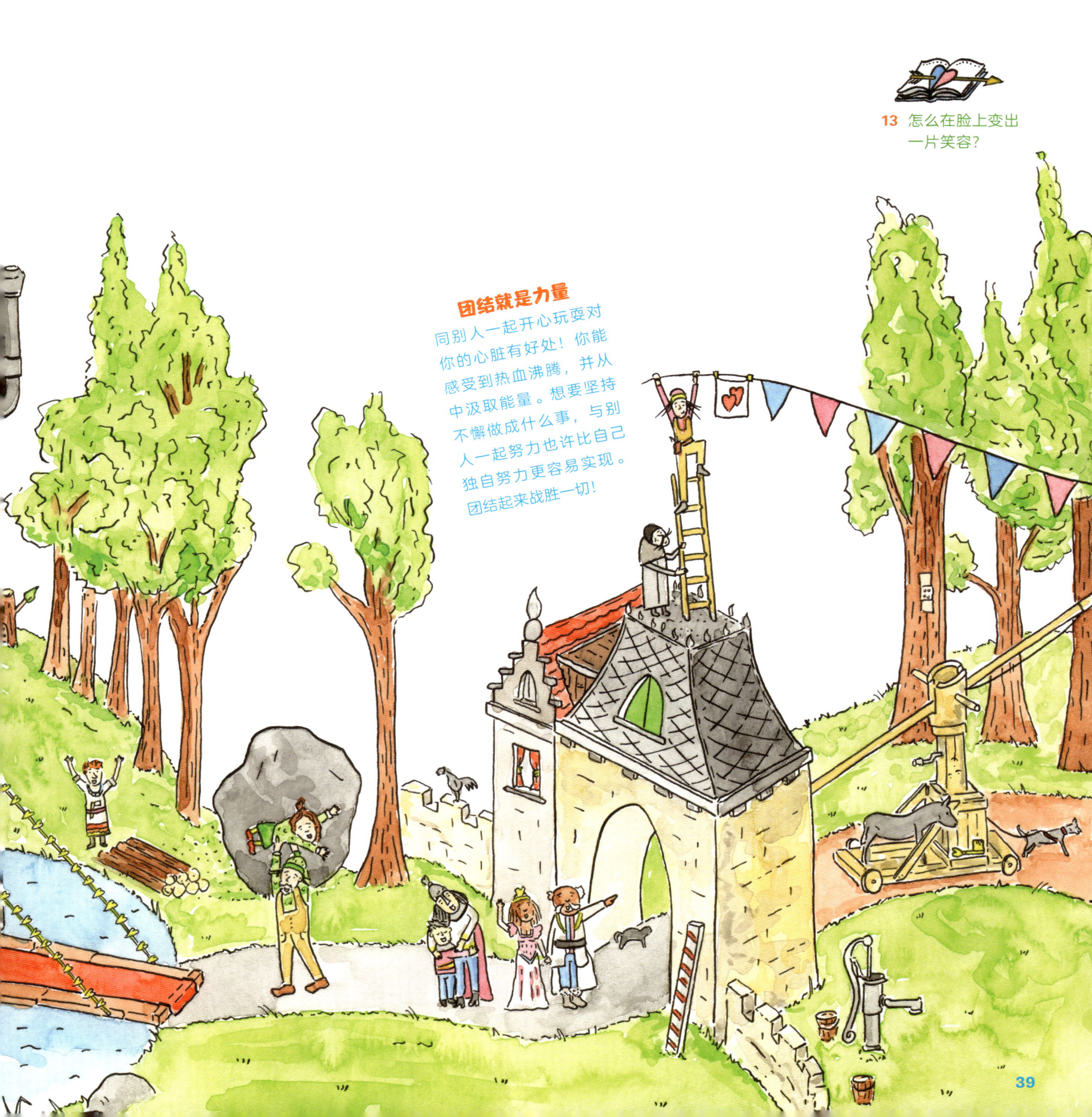

13 怎么在脸上变出一片笑容?

团结就是力量
同别人一起开心玩耍对你的心脏有好处!你能感受到热血沸腾,并从中汲取能量。想要坚持不懈做成什么事,与别人一起努力也许比自己独自努力更容易实现。团结起来战胜一切!

满载于心

米拉重新为爱莫雕了一颗心，比原来那颗更大。

"送给你，"米拉说道，"这次可要好好收起来。"

重新收到礼物的爱莫很开心："那当然！这可是我们经历风雨的最佳见证。"

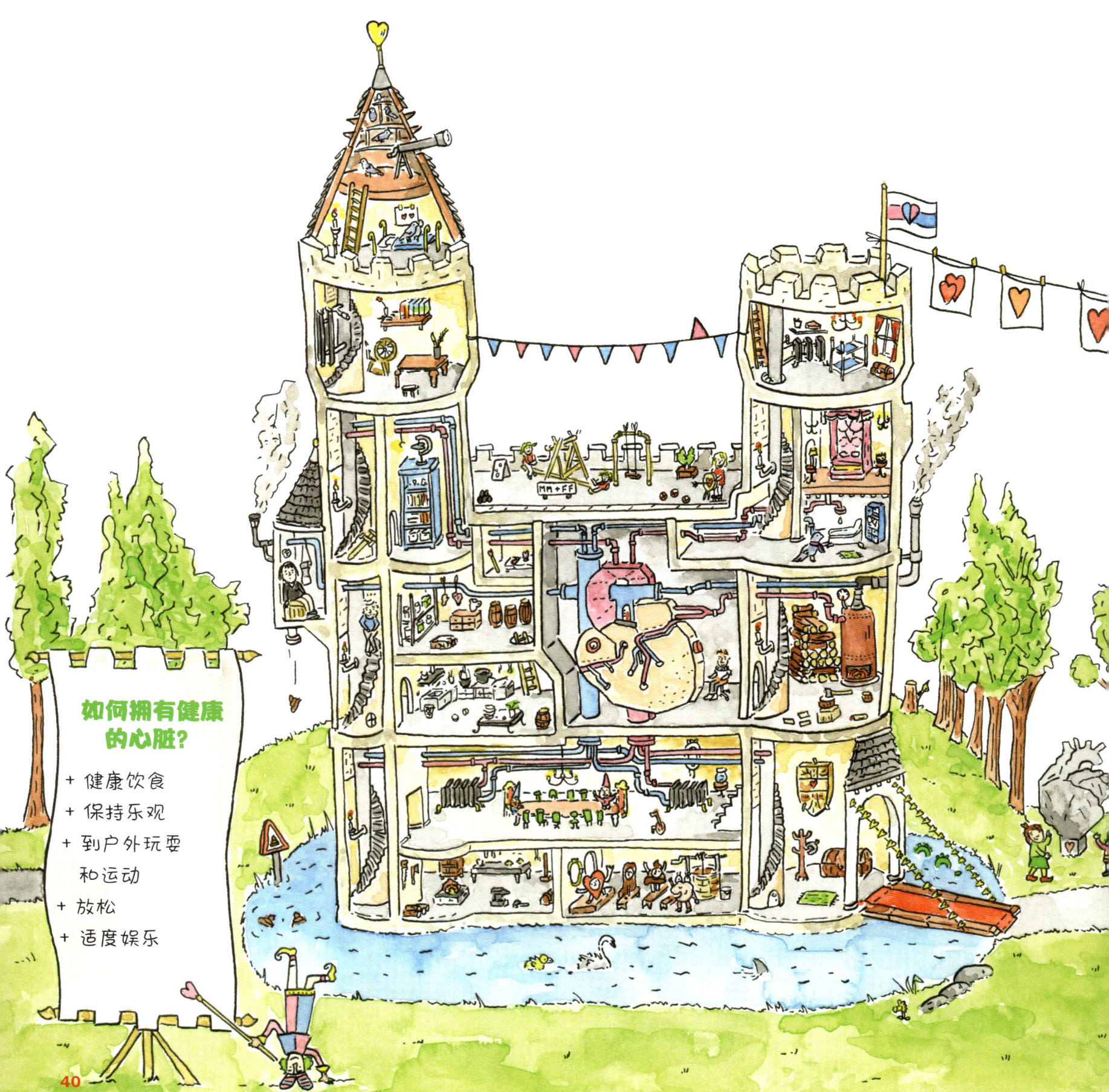

如何拥有健康的心脏？

+ 健康饮食
+ 保持乐观
+ 到户外玩耍和运动
+ 放松
+ 适度娱乐

心爱的歌曲献给快乐的心
(十四行诗之充满欢喜的心)

欢迎你来到心脏城堡。
想看跳动的心脏,那就到这里找一找。
放松你的身体和大脑,
健健康康,眉开眼笑!

敞开你的心扉,让阳光把它照耀。
乐观思维,说出你的烦恼。
一起去户外玩耍、嬉闹,
呼吸新鲜的空气,把生活拥抱!

与朋友一起派对欢庆,点燃友谊的火苗。
油的、咸的、甜的都要减少。
粮食和蔬菜一肩挑,
它们对心脏和血液最最好!

听从内心的呼唤,在城门下奋力奔跑。
适度娱乐,为美妙的歌声倾倒。

14 这些心形表情符号分别代表什么?

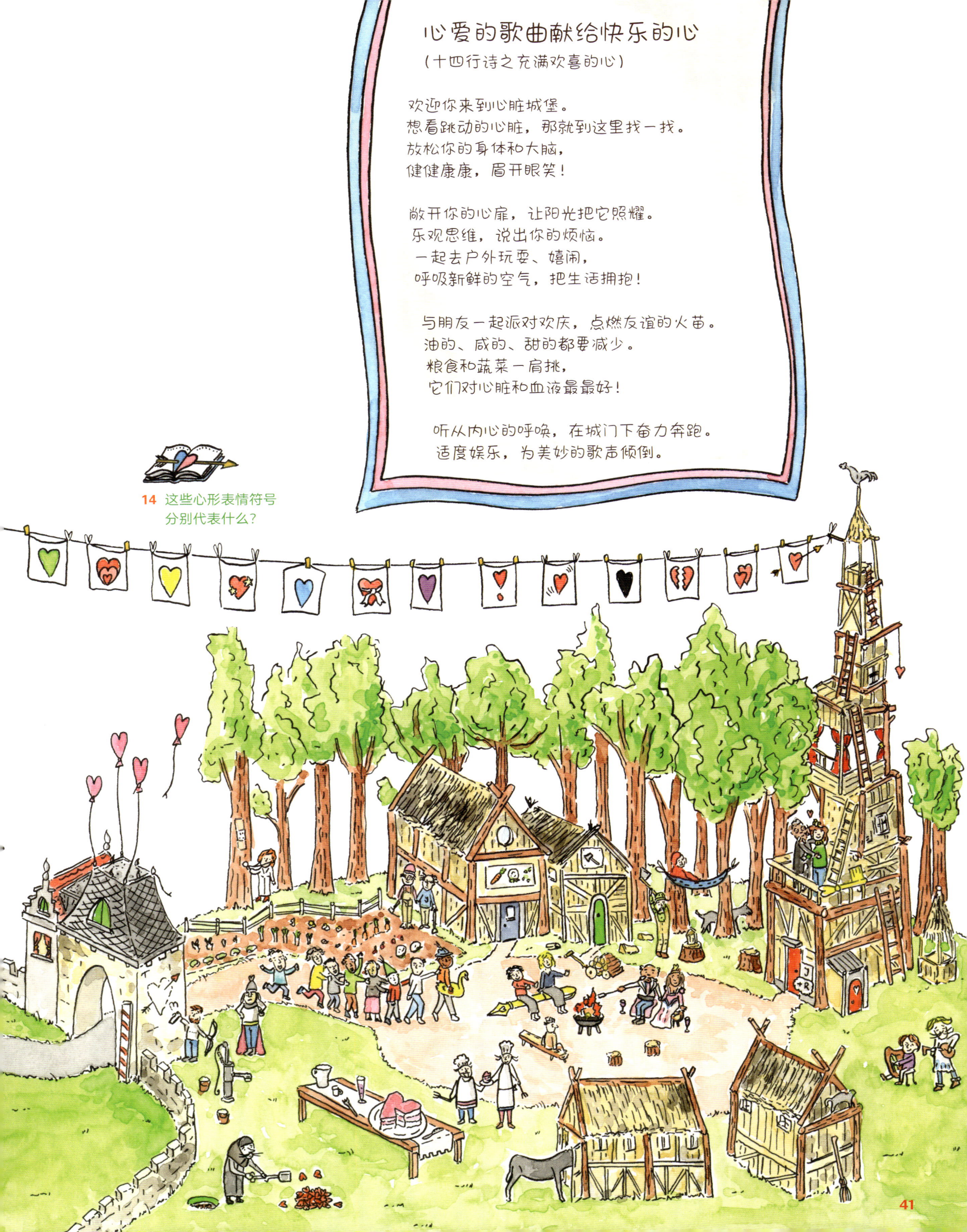

了然于心的健康
关于心脏健康的小知识和小贴士

1 血液有什么作用?
血液是一种红色的液体。它流淌在你的血管里,遍布你的全身。

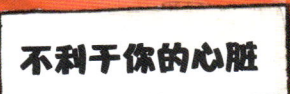

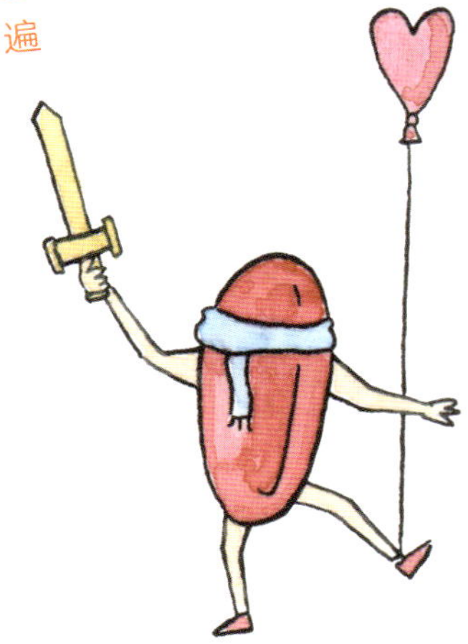

血液的任务:
- 运送氧气、养分和废料
- 调整身体的温度
- 保护你不受病毒等病原体的侵扰

5 如何保养心脏呢?
你的心肌是全身肌肉中最辛劳的。所以,你一定要善待自己的心脏!你可以采取许多行动,保持心脏的健康。这样你就会更加健康。

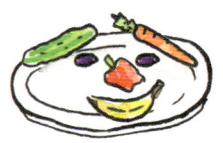 有利于你的心脏

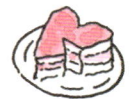 不利于你的心脏

多吃蔬菜和水果

多喝水

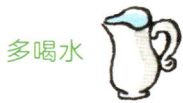

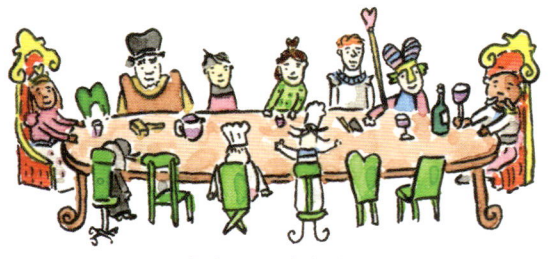

跟家人和朋友相处

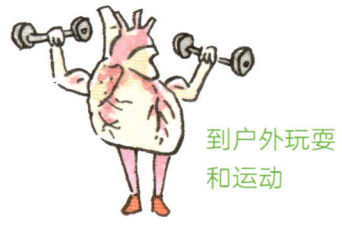 到户外玩耍和运动

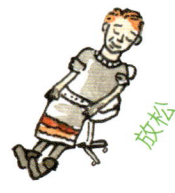 放松

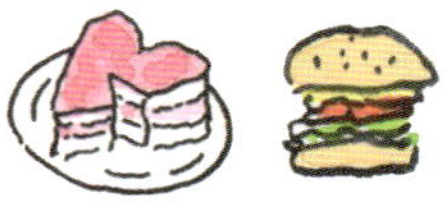

 吃得太甜、太咸和太油

 喝饮料

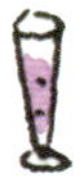

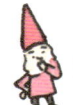 独自一人愁容满面

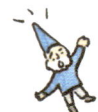 紧张和背负压力

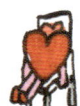 坐得太多,运动得太少

健康始于口腔
也许你不会相信,其实刷牙是有利于心脏健康的。好好刷牙的人能拥有健康和美观的牙齿。这样一来,口腔发炎的风险就小了许多,这有利于血管,也同样有利于心脏。这么说来,你可要好好刷牙哦!

2 什么是养分?
想要让自己变得健康和强壮,身体就离不开养分。养分是食物中对你有益的物质。它们能帮助你生长,还能保护你远离病魔的侵害。如果你每天都能做到健康饮食、喝足量的水,那么你就能摄入人体所需的所有物质。它们透过小肠壁进入你的血液。然后,血液把最重要的物质送往你身体的每个角落。

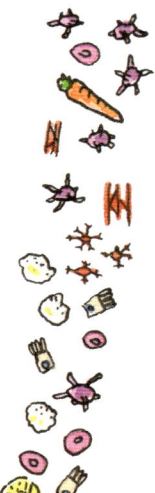

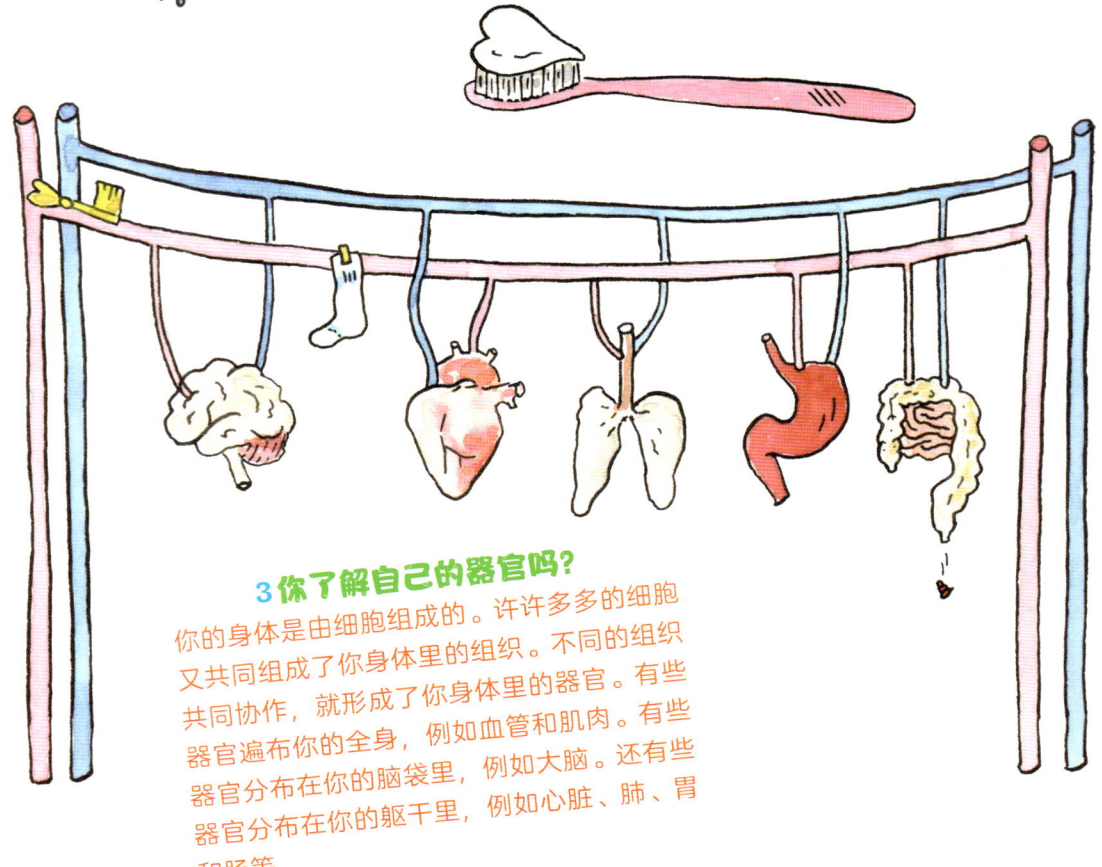

3 你了解自己的器官吗?
你的身体是由细胞组成的。许许多多的细胞又共同组成了你身体里的组织。不同的组织共同协作,就形成了你身体里的器官。有些器官遍布你的全身,例如血管和肌肉。有些器官分布在你的脑袋里,例如大脑。还有些器官分布在你的躯干里,例如心脏、肺、胃和肠等。

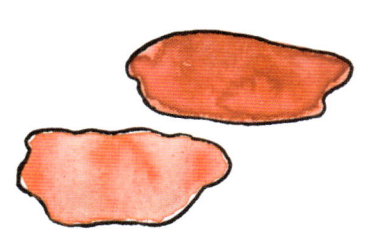

4 肺泡是怎么把氧气送进血液的？

你的肺里有许多肺泡，它们的周围环绕着小血管。氧气能够透过小血管的管壁进入血液。管壁上被氧气穿透的地方同样也是二氧化碳穿透进入肺部的地方。这是不是很奇妙呀？

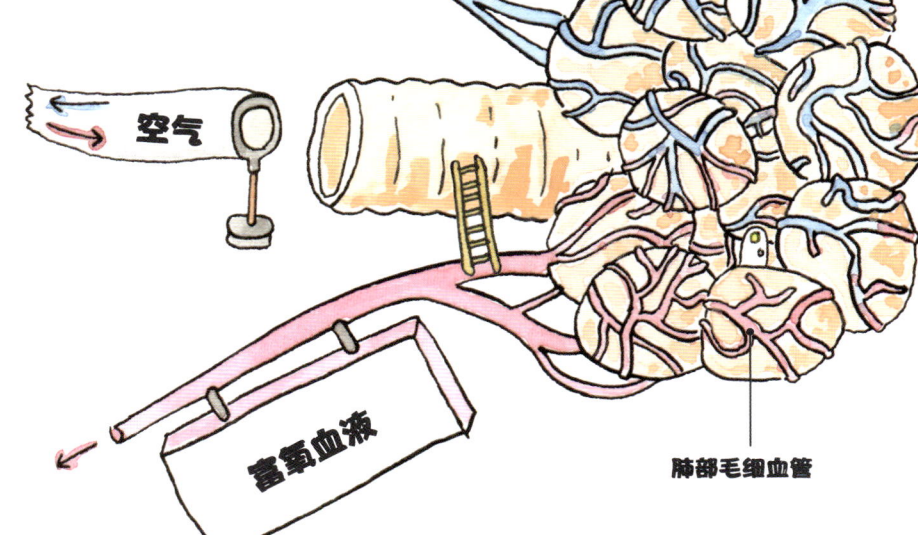

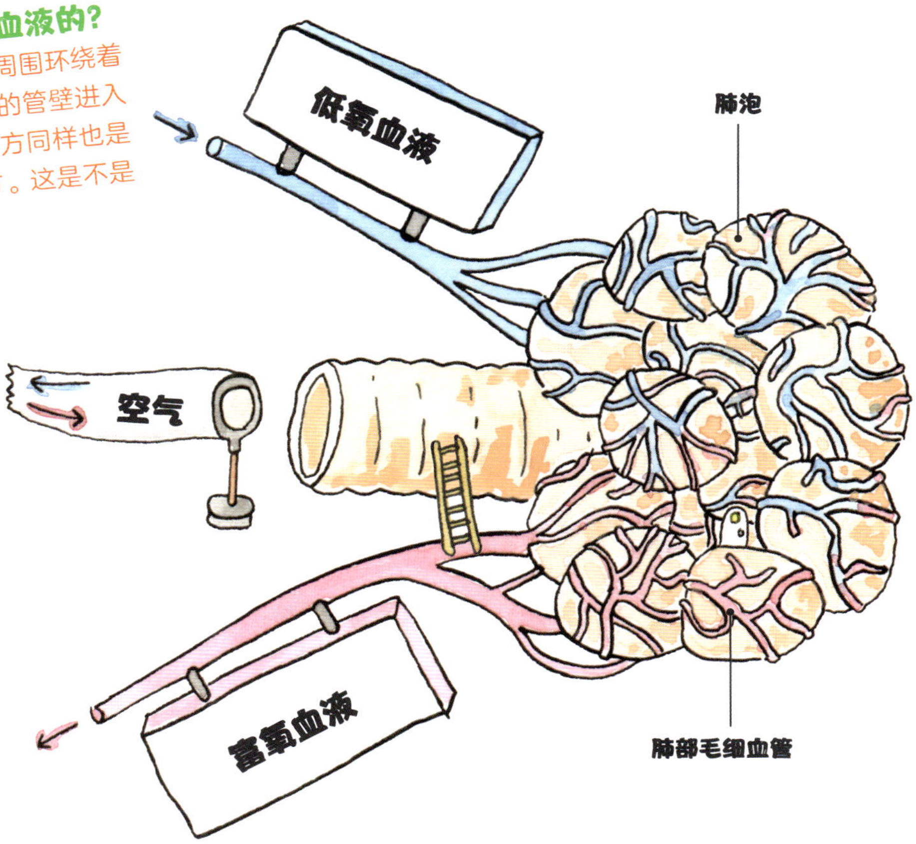

8 双色血液是怎么回事？

你知道吗？你的身体里流淌着两种颜色的血。动脉里的血液是浅红色的。而静脉里的血液却是深红色的。这是因为动脉里氧气多，静脉里氧气少。

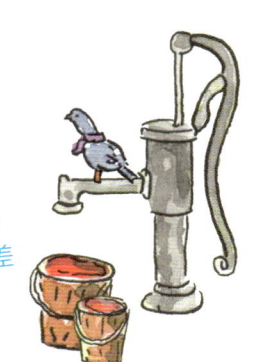

装满半桶

小朋友的体内大约有1.5升血液。成年人平均每人有5升血液，差不多能装满半个水桶。

止血

你摔倒了，伤口也许会流出血来。血本身就会帮助伤口愈合，让你免受炎症的侵扰。血液渐渐凝固，在皮肤上结出一块痂。

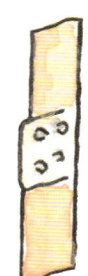

9 血管是怎么被堵塞的？

你的身体离不开胆固醇。胆固醇是一种油腻的物质，以颗粒的形式存在于你的血管里。这种物质对于生产新细胞来说至关重要。但胆固醇过量有可能堵塞血管，这可不是什么好事。这种物质常见于饼干、蛋糕和零食里，还有全脂牛奶、肥肉和香肠中。所以要多吃新鲜的蔬菜和水果，少吃甜点和零食。每天运动多一点儿也能帮助你拥有健康的血管。

健康的血管：
血液畅通无阻地流动

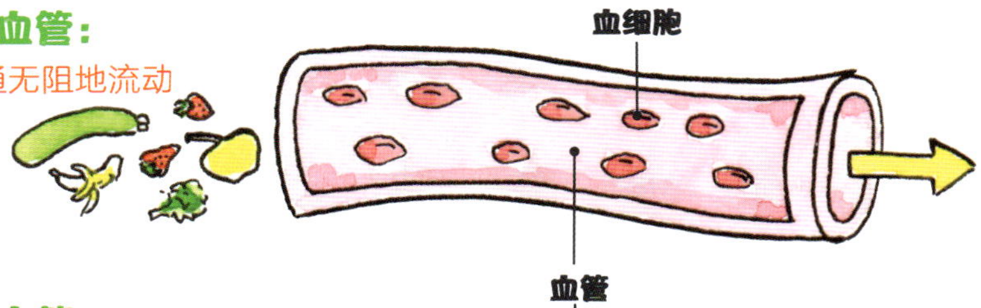

病态的血管：
几乎水泄不通

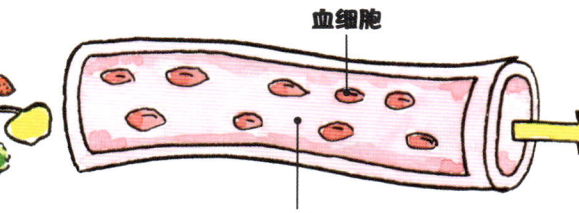

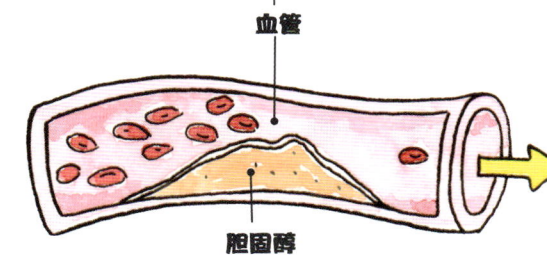

对酒精说"不"

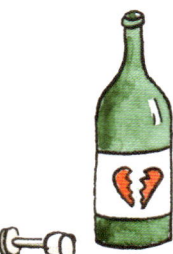

白酒、葡萄酒和啤酒里都含有酒精。摄入酒精对人体有害。如果喝了太多酒，心脏就会出现问题。酒精会让血管变粗，这样一来，心脏就要格外努力地工作。

时而剧烈，时而舒缓

激烈的运动会令你气喘吁吁、大汗淋漓。你的心脏加速跳动，从而变得更加强壮。不过，平和的运动方式也很健康：你的心跳保持正常频率的跳动，呼吸不会变得急促，你还能像平常那样交谈。试试交替着运动吧：时而剧烈，时而舒缓。

剧烈运动
- 跳舞
- 跑步
- 踢足球
- 轮滑
- 在阳台上或者花园里锻炼

舒缓运动
- 骑自行车或者步行上学
- 到户外玩耍
- 帮忙做家务
- 瑜伽
- 耕耘菜园

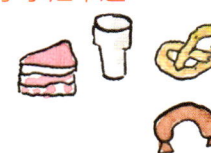

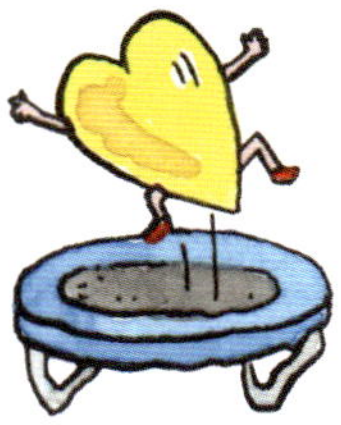

7 肉眼能看见静脉吗？

紧挨着皮肤的静脉是肉眼可见的，比如手上的静脉。你可以按两下试试：静脉壁软绵绵的，一不小心就按扁了。

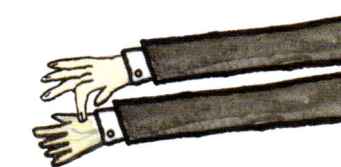

了然于心的健康
关于心脏健康的小知识和小贴士

爱在大脑里还是心脏里？
爱不是从心里开始的，而是从脑袋开始的！当你感到幸福、快乐的时候，你的大脑*就会分泌出一种带给你温暖和快乐的物质，这种物质叫作多巴胺。

*你想了解更多关于大脑的知识吗？那就读一读《大脑旅馆》吧！

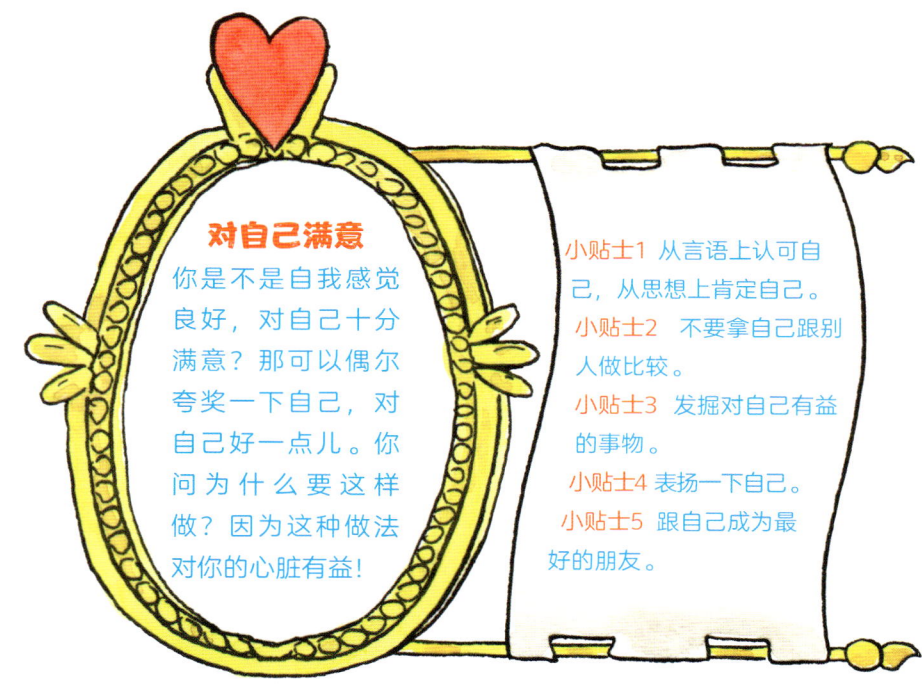

对自己满意
你是不是自我感觉良好，对自己十分满意？那可以偶尔夸奖一下自己，对自己好一点儿。你问为什么要这样做？因为这种做法对你的心脏有益！

小贴士1 从言语上认可自己，从思想上肯定自己。
小贴士2 不要拿自己跟别人做比较。
小贴士3 发掘对自己有益的事物。
小贴士4 表扬一下自己。
小贴士5 跟自己成为最好的朋友。

你的心跳会因为什么而加速？
听从内心的声音意味着做自己真心觉得有意思的事或者做自己最喜欢的事。有时候，内心会跟你说悄悄话。仔细听一听它的感受。你的内心会传达一些你心底的想法。

听从你内心的声音，因为跳啊跳的它是最活跃的！

10 你敞开心扉了吗？
敞开心扉的感觉好极了。这意味着你勇于接受他人，也愿意给予他人关注。

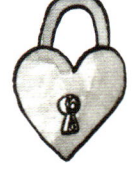

打钩题
哪些特质与你相符？

- ☐ 诚实
- ☐ 快乐
- ☐ 好奇
- ☐ 可靠
- ☐ 热心
- ☐ 松弛
- ☐ 友好
- ☐ 乐于助人

你打的钩超过4个了吗？如果是的话，你的心扉已经完全敞开了！对于你不擅长的方面，可以多加练习，从小事着手。比如希望自己变得更加乐于助人的话，那就可以帮家人买些东西或者办些其他差事。

保持乐观

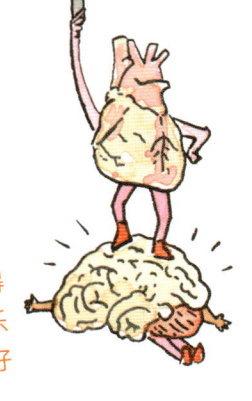

11 担忧还是乐观？
乐观的人更幸福、更健康。保持乐观的心态有益于你的身体和内心。对自身悲观的评价会导致你更怯懦、更低落、更难过。所以，不要担忧，勇敢地去展示你的优秀吧！今天，你觉得自己有哪些方面做得特别好？准备一张纸，写出5个乐观的词汇（如果写得更多就更好啦！），把这张纸贴在你的床头。

13 怎么在脸上变出一片笑容？
笑是有助于健康的。
让自己笑出来的办法有很多：

1. 回想一些好笑的事情。
2. 在镜子前面做鬼脸。
3. 看笑话大全。
4. 看一部搞笑电影。
5. 决定让自己笑一笑，扬起你的嘴角。

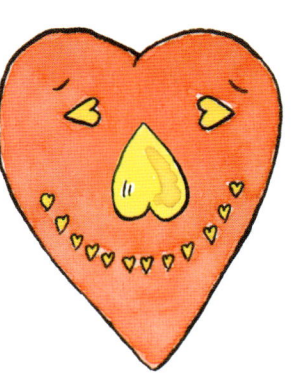

一开始，你的笑容可能是假的，但只要经常这样做，你的笑容自然而然就会变成真心的了。

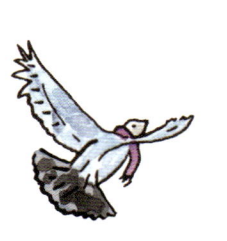

悲观思维者

+ 这件事太难了。
+ 反正我无论如何都做不到。
+ 我不可能独立完成。
+ 这件事肯定一败涂地。
+ 它一定会出错的。
+ 我遇到了一个难题。

你是什么样的思维者？

乐观的思维有益于心脏。你遇到问题了？那就思考一下自己有什么能做的。把你的思想送上正确的轨道。哪些话能带给你最大的力量？大声说出它们。

乐观思维者

+ 我暂时还做不到。
+ 我试一试。
+ 我可以寻求帮助。
+ 不用十全十美。
+ 一定会好的。
+ 我该怎么解决这个问题？

6 怎么做才能放宽心？

你的心里很难受，可自己却束手无策？那就找一个人，把你的感受告诉他/她。倾诉自己的感受或许并不容易，但是，向别人吐露自己的心声却是十分重要的。告诉别人你的担忧或是决定。这样做有很多好处，说出来之后你的心就没那么沉重了。

每当你觉得紧张时，你就可以进行这项锻炼。

我做不到。

你是什么样的思维者？

我试试。

12 睡衣瑜伽是什么？

你感觉忧心忡忡、心神不宁？可以穿着睡衣练瑜伽，让你的心迅速安定下来。

1. 一只手按着心脏，另一只手按着肚子。
2. 用鼻子深深地吸一口新鲜空气。
3. 鼓起肚子，让空气充满你的肺部。
4. 缓缓呼气。
5. 连续重复几遍，直到你觉得心跳渐渐平复下来。

14 这些心形表情符号分别代表什么？

心的文化内涵十分丰富。你可以向最好的朋友或者家人发送各种心形图案。这些形形色色的"心"形图案分别代表什么意义呢？答案并不唯一，你有没有其他答案呢？

 惊叹之心

 真正的友情

 激动的心

 心里满满都是幸福

爱情　　忠诚

友情　　向伤心的人传达关怀　　 骄傲

健康生活和环保　　伤心和哀悼　　 超级喜欢

幸运　　失恋　　 赠予你的心

45

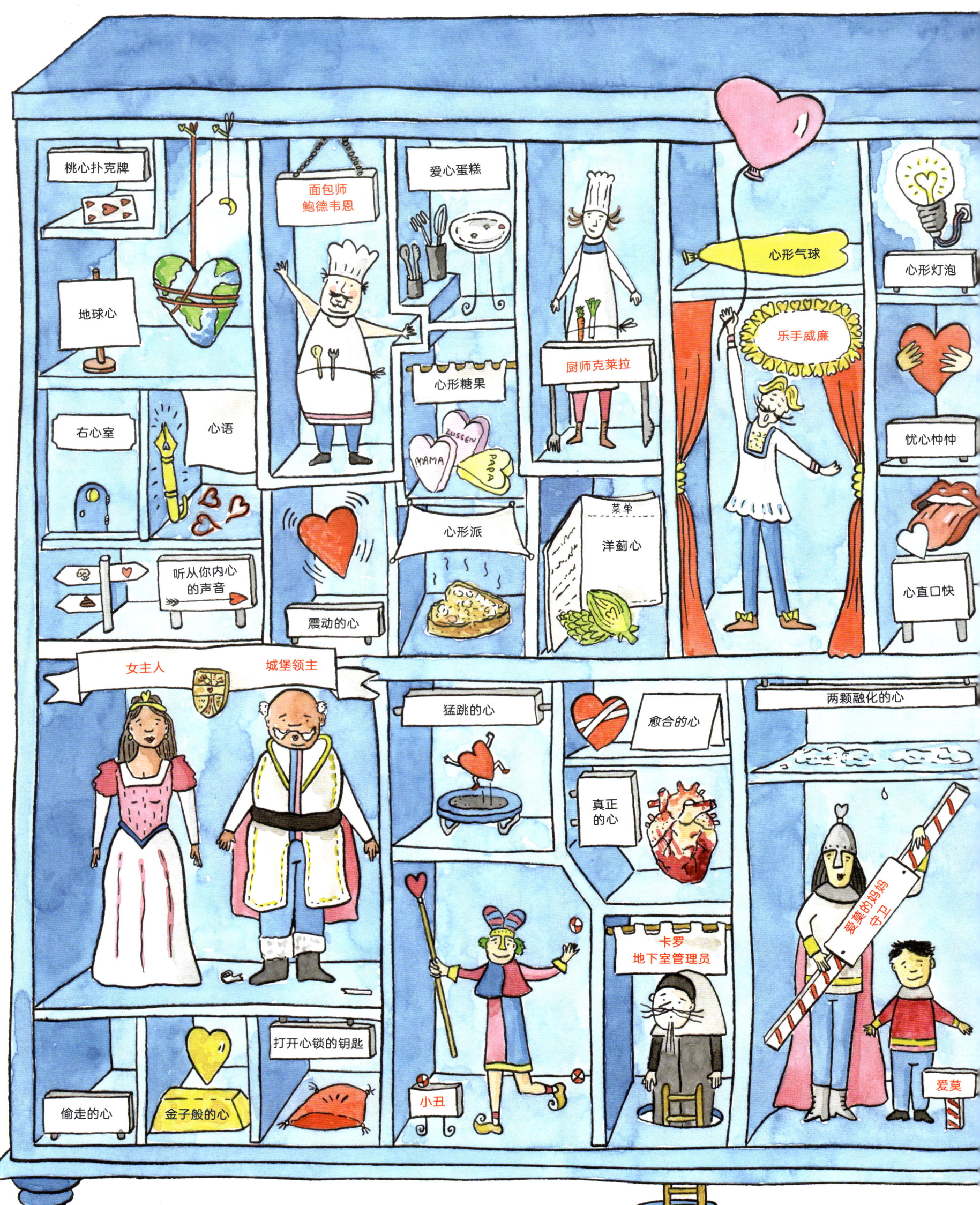